JN284753

医師のためのコミュニケーション技術

患者やその家族との話し合いを効果的に行うためのガイド

ピーター・マグワイア著

クリスティー病院　癌研究部門（CRC）心理医学グループ
名誉精神科上級専門医・部長

若林佳史訳

星　和　書　店

Seiwa Shoten Publishers

2-5 Kamitakaido 1-Chome
Suginamiku Tokyo 168-0074, Japan

Communication Skills for Doctors:
A guide to effective communication with patients and families

By
Peter Maguire
Honorary Consultant Psychiatrist and Director,
Christie CRC Psychological Medicine Group

Translated from English
by
Yoshifumi Wakabayashi

English edition copyright © 2000 by Arnold
Japanese edition copyright © 2009 by Seiwa Shoten Publishers

まえがき

　医学生そして若手の医師のころ，コミュニケーションの技術(スキル)というものは，指導医[1]が仕事で行うやり方を見て身に付けるものだと考えられていた。また，もし誠実に患者のケアを行っているというように受け止めてもらえれば，患者もまたその家族も，身体的なことであれ社会的なことであれ，あるいは心理的なことであれスピリチュアルなことであれ，気にかけている重要な問題を語ってくれるだろうと教えられていた。

　こうした考え方が誤りであることを知るのにそれほど時間はかからなかった。私がモデルにしていた指導医は何ら正式のコミュニケーション技術の訓練を受けていたわけではなかった。たとえば，彼らは，悪い知らせを伝えるとき，型にはまった論理的なやり方を用いた。今でも鮮明に思い出されるのは，ある患者の夫と2時間話し合ったときのことである。彼は，本人には，癌が進行していて余命いくばくもないということを告げないでほしいと言った。いろいろ理由を挙げてその考えを変えてもらおうとしたが，彼は譲らなかった。そのとき私は，強い感情に対して論理をもって応じても解決にならないということを知った。

　のちに，救急部医師（casualty officer）として，怒りに満ちた患者や家族を相手にしなければならないことがよくあった。そのなかには直前に近親者を亡くしたという人も少なくなかった。こうした場合，彼らにどう対応すればよいか分からず，彼らの怒りや心痛を和らげられないことが多かった。

　こうして，臨床の実習や研修で最前線にいる医学部上級生や若手医師が，コミュニケーション場面でよく直面する困難な課題に取り組むとき，「論理一辺倒でケア」を行っているだけでは不十分だということが明らかになった。もし，医学部上級生あるいは医師が，手持ちの時間を最大限利用し，

患者が気にかけている重要な問題とそれに関連して患者が抱いている感情を正確に見定め，それを解決に導くにはどうすればよいか知らないならば，患者の気にかけている問題を評価(アセスメント)するという最も基本的な課題であっても，実際的また精神的な多くの労苦を経験することになろう。

　最近，医学の訓練において，どのように手助けすれば医学生そして医師が重要なコミュニケーション技術を身に付けられるようになるかということに大きな関心が向けられるようになってきている。私もそうした訓練を手伝ってきたが，私の経験から言えば，多くの医学部上級生や若手医師が，たとえば，悪い知らせを伝えるとか，自殺の危険性を評価するとか，あるいは混乱した患者と会話するといった，重要なコミュニケーションの課題と取り組むのに，依然として準備不足であるように思われる。

　医学部上級生および医師がこうした重要なコミュニケーションの課題に取り組む際に，それをもっと自信を持ってまたもっと有効に行えるようにするために，本書に述べるガイドラインを作った。

ピーター・マグワイア[2)]

序　文

　本書が対象とするのは，臨床の実習中あるいは研修中の医学部上級生や若手医師である．本書の主たる目的は，彼らが，特に困難を覚えることの多いコミュニケーションの課題と取り組む際に，それをもっと上手に行ってもらえるよう力添えすることである．また，話の方向を定めず自由に話をしてもらうという現在強調されている面接スタイルではなく，先を見通した積極的なやり方で面接を行うことができるよう手助けすることも目的としている．

　第1章から第4章にかけては，医師と，患者およびその家族とのあいだでなされるコミュニケーションを実りないものとしてしまう一般的な原因を，特に基礎的側面に焦点を当てて検討する．そして，どのようにすれば面接が実りあるものとなり，患者が自分のことを理解してもらえたと感じ充足した気持ちになるか，そのガイドラインを提案する．情報提供に関しては特に1章をあてて助言を述べる．というのは，面接で患者から情報を得るのに必要な技術と，患者に情報を正確に記憶されまた理解されるようにして提供するのに必要な技術とは，まったく別物であることが明らかにされてきているからである．

　第5章では，家族のなかの重要な人物と話し合う際に生ずる各種の問題に焦点を合わせる．たとえば，あれこれ要求する家族がいる場合や家庭内に意見の対立がある場合といったように，困難な状況にどう取り組むかということについて述べる．

　本書の後半においては，医学生もベテランの医師もほとんど訓練を受けたことがないにもかかわらず，直面することの多い複雑な状況を取り扱う．取り上げるテーマは，悪い知らせを伝える，憂い苦しんでいる患者を相手にする，正常な反応と異常な反応を見分ける，怒りや絶望と取り組むなど

である。

　第 8 章では，自分の殻に引きこもる患者とのコミュニケーションのとり方について述べる．患者が引きこもる一般的な原因と，それが生じるさまざまな状況への対処法について述べる．第 9 章と第 10 章では，自殺の危険性の評価，そして遺族に対する援助といったように，感情的要素が多く含まれる課題を扱う．特に第 10 章では，病院や家庭で予期せぬ家族に突然悪い知らせを伝えなければならないときに，若手の医師はどのようなことを経験するかということに注意を向ける．

　もし医師が実りある面接を行い，患者やその家族が抱える苦しみの現実に迫ろうとするならば，医師はこれを行えるようになるのはもちろんのこと，精神的に倒れることのないようにしなければならない．そこで最後の第 11 章では，どのようにすれば医師が倒れずにやっていけるかということを取り上げる．

　選び出されたテーマは，実習や研修で指導されることがほとんどないが，ワークショップで医学部上級生や若手医師が繰り返し助言を求めてくるというものばかりである．

目 次

まえがき　iii
序　文　v

第1章　面接を向上させる …………………………………… 1

はじめに……1
面接の重要性……3
時間を管理する……3
信頼を築く……5
患者が訴える問題を慌てて解決しない……5
パートナーシップを構築する……6
知識と経験を踏まえ心情を推察する……7
文化的背景を考慮する……8
手掛かりとなる信号に気づく……8
確認する……9
要　約……9

第2章　コミュニケーションを妨げる心理的障壁 …………11

はじめに……11
なぜ患者は重要な問題を語らないのか……12
　◻患者側の要因　12
　　問題が必然的で，無くなる見込みがないという思い　12
　　生存できる可能性が減少してしまうかもしれないという恐れ　13
　　神経症的とレッテルを貼られることに対する恐れ　13

医師を困らせまいとする気づかい　14
　　身体的なこと以外の問題について述べるのは正しくないという思い　14
　　心情を知ってもらう上で手掛かりとなるものを示しても
　　　医師から否定的な反応が返ってきたという経験　15
　　気にかけている問題を選り分け，特定のものについて語るということ　15
◇医師側の要因　16
　　手掛かりとなるものを選り分け，特定のものに注意を向ける　16
　　通常のことと見る　17
　　早まって安心させる　18
　　空言を言って安心させる　19
　　話をそらす　19
　　ほかの医師に押し付ける　21
　　嬉しがらせる　21
　　接触を避ける　22
◇医師が距離をとろうとする理由　23
　　患者を心理的に傷つけるのではないかという恐れ　23
　　答えに窮することを質問されるのではないかという恐れ　24
　　感情的にあまりにも深入りしてしまうのではないかという恐れ　24
　　医学の価値に対する疑い　25
　　話が長時間に及ぶのではないかという恐れ　25
　　自分自身が倒れてしまうのではないかという不安　25
　　コミュニケーション技術の訓練を受けたことがないということ　25
　　同僚からの支持がないということ　26
　　面接の有益性について確証が得られないということ　27
　要　約……27

第3章　患者が気にかけている問題を引き出す……29

- はじめに……29
- 指針となる原則……30
    - ◇患者中心の面接を行う　30
    - ◇身体面のみならず他の面も質問する　30
    - ◇先を見通した積極的な面接スタイルを用いる　31
- 面接に取り掛かる──やり方の選択……32
    - ◇基本となること　32
    - ◇どの症状に的を絞るか　32
- 面接の始め方……32
    - ◇患者への説明　33
        - 面接で何を取り上げるつもりか説明する　33
        - 時間に限りがあることを説明する　33
        - ノートをとることを説明する　34
- 完全な病歴をとる……35
    - ◇中心的な症状の性質　35
    - ◇症状の明確化　36
    - ◇症状が始まった日時　36
    - ◇経　過　37
    - ◇原　因　37
    - ◇治療歴　38
    - ◇影　響　38
    - ◇周りの人からの支えがあるか　38
    - ◇患者は症状をどう考えているか　39
    - ◇同様の症状を経験したことがあるか　39
    - ◇広範に探る質問　40
- 用いるとよい重要な技術……40

◇言語的な手掛かりに気づき，それを調べる　41
◇非言語的な手掛かりに気づく　42
◇話の方向を定めた上で，自由に話をしてもらう　42
◇開かれた質問から閉じられた質問へ　43
◇視線を合わせ，それを保つ　44
◇思いやりをもつ　44
◇知識と経験を踏まえ心情を推察する　44
◇要約する　45
◇話し合う　46
◇患者が話すのを制する　46
◇あいまいな点がないようにする　47

患者が自分の気にかけている問題について語るのを妨げる行動を避ける……48

◇閉じられた質問　48
◇誘導する質問　48
◇狭い焦点　49

患者の気にかけている問題がはっきりしたら何を行うか……49

◇要　約　49
◇広範に探る質問　49
◇説明と終了　50

要　約……51

第4章　情報を提供する　……53

はじめに……53

◇情報提供に関する問題　54
◇若手医師の力量　55

情報を提供する際に忘れてはならないこと……56

◇患者が何を知りたがっているのか見極める　56
　　　患者は自分の病気をどのように考えているか，
　　　　またその病気に関してどのような経験があるか尋ねる　56
　　　患者にどのようなことを知りたいか尋ねる　57
　　　そのほかに何か知りたいことはないか尋ねる　57
　　　患者が知りたいと思っている事柄を要約して伝える，
　　　　また提供した情報を患者が理解しているか尋ねる　58
　細大漏らさず思い出すとともに理解することができるようにする……58
　　　論理的順序に従って説明する　59
　　　情報を分解し，異なるカテゴリーに分けて説明する　59
　　　医学用語を避け，簡易な言葉を用いて説明する　60
　共通の理解に到達する……61
　これから行うことを計画する……62
　選択肢を提供する……66
　習慣を変えるよう助言する……67
　要　約……68

第5章　家族と面接する　…………………………………………69

　はじめに……69
　支られるということに含まれる中心的要素……70
　　◇実際的な援助　70
　　◇家族が役割の変化を受け入れ，それに対処すること　71
　　◇患者に生じた変化に家族がうまく対応すること　71
　　◇患者の抱いている気がかりについて話し合えること　71
　　◇現実的な態度　72
　家族が患者を支える能力に影響を与える要因……72
　　◇周りの人が力になってくれると感じられること　73

◇ケアの合間の休息　73
　　◇役割の変化に対する対処　74
　　◇医師からの情報に対する満足度　74
　　◇患者の心理的適応　74
　　◇否認ないしは非現実的な期待　75
　　◇共　謀　75
　　◇患者と家族とで異なる対処　76
　　◇歪んだ家族関係　76
　　◇子どもに告げることについての意見の対立　77
　　◇注意深く家族を評価する必要性　77

家族を評価する……78
　　家族だけと会うか，患者を交えて家族と会うか　78
　　取り上げる内容　78
　　医師からの情報に対する満足度　79
　　役割の変化　79
　　人間関係の変化　79
　　対処のやり方　80

難しい問題に対処する……81
　　◇否　認　81
　　◇共　謀　83
　　◇患者と家族とで異なる対処　85
　　◇歪んだ家族関係　85
　　◇家族間での意見の対立　85
　　◇あれこれ要求する家族　86
　　◇子どもに告げること　87
　　◇あれこれ苦情を言う家族　87
　　◇異なる文化的背景の家族　88

要　約……89

第6章　悪い知らせを伝える……91

はじめに……91
患者がどのくらい知っているか見定める……92
　◇患者が知らない場合　93
　　知らない患者に十分理解させる　94
　◇患者は真実を知っているが，これ以上知りたくはないという場合　95
　◇患者は真実を知らず，知りたくないという場合　96
悪い知らせに対する患者の感情反応を引き出す……97
　◇患者の感情をあるがままに認める　99
　◇患者の気がかりをすべて引き出す　100
　◇患者の感情を引き出す　101
　◇最優先で解決したい気がかりを決めてもらい，それを取り上げる　102
　◇現実的な次元で助言する　103
　◇次に解決したい気がかりは何か尋ねる　103
　◇そのほかに気になっていることはないか広範に尋ねる　104
　◇時間が短いとき　105
悪い知らせを伝えたのちに出合う，扱いに窮する事柄……105
　◇答えに窮する質問　105
　◇予後が不確かという状態にうまく対応する　107
　　これ以上知りたくないという患者　107
　　もっと知りたいという患者　107
　◇指標を話し合う　108
要　約……109

第7章　困難な状況にうまく対処する……111

はじめに……111

困難な状況で面接を行う……112
　◇家族が立ち会うと主張する場合　112
　◇面接時間が短い場合　113
強い感情にうまく対処する……115
　◇憂　苦　115
　◇言語的な手掛かりに気づく　116
正常な反応と異常な反応を見分ける……117
　◇正常範囲の不安か全般性不安障害か　117
　◇晴れ晴れしない気分か抑うつか　119
患者の感情をどの程度探るのがよいか……122
感情を探っていて，患者の心がひどく混乱することのないようにする……124
　◇積極的アプローチを続ける　125
怒りにうまく対処する……126
　◇理にかなった怒り　127
　◇理にかなわない怒り　129
　◇対象を置き換えられた怒り，置き換えられて生じた怒り　132
　◇絶望感　133
要　約……135

第8章　自分の殻に引きこもる患者と話す……137

はじめに……137
患者が自分の殻に引きこもる一般的な理由や原因……138
　◇パーソナリティ　138
　◇怒　り　139
　◇隠された恐怖　139
　◇共　謀　140
　◇罪悪感　140

◻︎医療スタッフを困らせまいとする気づかい　140
　　◻︎恥ずかしさや屈辱感　141
　　◻︎抑うつ　141
　　◻︎妄想観念やせん妄　142
　　◻︎錯乱状態　142
　　◻︎精神疾患　143
　自分の殻に引きこもる患者への対応……143
　　◻︎最初のアプローチ　143
　　◻︎理由や原因に応じた有益なやり方　145
　　　パーソナリティ　145
　　　怒　り　145
　　　隠された恐怖　146
　　　共　謀　148
　　　罪悪感　148
　　　医療スタッフを困らせまいとする気づかい　148
　　　恥ずかしさや屈辱感　150
　　　抑うつ　151
　　　錯乱状態　151
　　　精神疾患と妄想性の観念　153
　要　約……156

第9章　自殺する可能性のある患者と面接する……157

　はじめに……157
　自殺と関連する主要な精神障害……158
　　◻︎大うつ病　158
　　◻︎統合失調症　160
　　◻︎アルコールや薬物の乱用　162

◇全般性不安障害やパニック障害　163
　　　◇パーソナリティ障害　163
　　自殺の危険性を高める一般的な要因……163
　　　◇危険性のある患者の評価　164
　　効果的なコミュニケーションがもたらすもの……167
　　要　約……168

第10章　遺族を支え，助ける …………………171

　　はじめに……171
　　悲しむことを手助けする……173
　　　◇周産期死亡　173
　　　　現実と向き合わせ，状況を率直に認めさせる　173
　　　　赤ちゃんを抱き，別れを告げるよう励ます　174
　　　　写真について話し合う　174
　　　◇肉眼的に分かる身体的奇形　174
　　　◇子どもを亡くした直後の親への対応　175
　　　◇思いがけない突然の死　176
　　　◇遺体と対面する　177
　　　◇感情の表出を勧める　178
　　　◇運び込まれたときすでに死亡していた場合　179
　　　◇家庭での死　180
　　　◇剖検を求める　181
　　　◇臓器提供を求める　182
　　　◇通常の悲しみ　183
　　　　その人の死の気持ちの上での受け入れ　183
　　　　知覚現象　184
　　　　精神的憂苦　184

身体症状　184
　　◇悲しみが癒える　185
　　◇通常の悲しみの指標　185
異常ないしは外傷的な悲しみ……186
　　◇悲しみの欠如　187
　　◇遅れて生ずる悲しみ　188
　　◇強弱を繰り返す悲しみ　188
　　◇慢性化した悲しみ　189
　　◇爆発する悲しみ　191
　　◇異常な悲しみの指標　191
異常な悲しみの危険要因……192
　　◇その人との関係　192
　　◇その人はどのように亡くなったか　193
　　◇その人の死は防ぐことができたか　193
　　◇その人は遺族がどのような思いを抱いているときに亡くなったか　194
　　◇力になってくれる人がいないという思い　194
　　◇それ以外の人生上の危機　194
　　◇悲しみを避ける口実を設ける　194
評　価……195
要　約……197

第11章　実りあるコミュニケーションを行い，精神的に倒れないようにするために……199

はじめに……199
上級医における燃え尽き……200
医学生のストレス……201
自分を見つめなおす必要性……203

◇医師の信念と態度　204
　中核にある信念　204
　出身家庭の影響　204
　ジェンダーの問題　205
　社会的-文化的影響　206
◇患者のケアに対する感情反応　206
　患者への心づかい　206
　怒りや対立　207
◇困難な臨床状況　207
　厄介な患者　207
　死を目前にした患者　208
　医療過誤　209
◇医師のセルフ・ケア　209
倒れることのないようにするために……211
　◇ピア・サポート　211
　◇小グループでの話し合い　212
　◇バリント・グループ　213
　◇出身家庭を取り上げるグループ　213
　◇自己への気づきを深めるグループ　214
　◇コミュニケーション技術の向上　215
要　約……216

訳　注　219
訳者あとがき　227
付録：参考図書　229

ate # 第1章
面接を向上させる

はじめに

　臨床の実習あるいは研修の期間中に，皆さんは，病歴をどのようにとり，患者とどのように面接するか教えられることと思う。またそのほかの種類の課題に関してもどのようにコミュニケーションを行っていくか指導されるに違いない。しかしもっと困難な状況，たとえば，悪い知らせを伝えたり，怒りに満ちた患者や家族を相手にしたり，あるいは自分の殻に引きこもった患者から病歴をとろうとしたり，自殺の危険性のある患者を見定めたり，また病院や自宅で思いがけず突然亡くなった患者の家族とコミュニケーションを行ったりというように，コミュニケーションが困難な状況でどのように対処すればうまくいくか，そのやり方については十分に指導されることはないように思われる。
　そのため，患者が恐怖やそのほかのさまざまな感情を表した手掛かりとなる信号を示しても，それを見落として，心のこもらない当たり障りのない面接を行ってしまうことがあるかもしれない。重要なのは，このために，患者は気にかけている重要な問題を明かさないようになってしまうかもしれないということである。有効なコミュニケーションを妨げる，こうした

障壁については，第3章[1]で述べることにしたい。

　医師は，伝統的に，狙いを定めた質問を行いそれに対して回答を求めるという面接スタイルを用いるよう教えられてきた。患者に主訴を尋ねるときの質問や，特定の症状の有無を尋ねるときの定式化した質問（たとえば，「呼吸に関してお困りのことはありますか」とか「お小水のことでお困りのことはありますか」）がその代表例である。不幸なことに，このスタイルでは，患者は気にかけている事柄をそれほどは語らないということが分かってきている。患者が気にかけている重要な問題は明かされないかもしれないのである。面接の初期において，身体疾患の徴候や症状を聞き出そうとすると同時に，患者のことを一人の人間として心から知りたいと思っているという医師の願いを示し，身体面も心理面もすくい上げようとする面接スタイルのほうが，患者に気にかけている事柄を率直に語ってもらうという点では，ずっと効果的である（Stewart et al., 1995）。この面接スタイルについては第4章[2]で概観する。

　本書でコミュニケーションの重要な課題にどのように取り組むか考察を加えようと思うが，その前に面接および医師－患者コミュニケーションにおいてあるべき一般的な原則についていくつか知っておくことが必要である。それらには以下の事柄が含まれる。

- 面接の重要性
- 時間を管理する
- 信頼を築く
- 患者が訴える問題を慌てて解決しない
- パートナーシップを構築する
- 知識と経験を踏まえ心情を推察する[3]
- 文化的背景を考慮する
- 手掛かりとなる信号に気づく
- 確認する

面接の重要性

　患者は何に困って助けを求めているのか，それを正確に見定めるために，医師による面接は不可欠である。正確な診断を下すにあたって，医学的な検査よりも病歴聴取のほうが果たす役割は大きい。また医師として仕事をしていくなかで，最もよく行うのが病歴聴取であろう。したがって，医師は患者との面接に苦手意識を持つことのないようにしなければならない。

　病歴をどのようにして聞き出すかによって，患者が自分の気にかけている問題を語ってくれる程度，また医師が提供する助言や治療を守ってくれる程度は大きく左右される。同様に，病歴をどのように聞き出すかによって，その後に出会う医療スタッフに対する患者の見方も大きく異なってしまうことがある。たとえば，あなたが身体面に限定した質問を行ったとすれば，あなたは，患者に，自分は「身体的問題に関心がある」医師であり，患者の辛い状況のそのほかの側面には関心がないという旨のことを伝えていることになるだろう。そうすると患者は，社会的ないしは心理的な問題については何も言わなくなるかもしれないし，あなたの医療チームのほかのメンバー，たとえば看護師も病気の身体面にしか関心がないと考えてしまうようになるかもしれない。

　同様に，精神科医が心理的問題ばかりを聞き出すことに焦点を合わせると，患者は重要な身体的な不調ないしは症状についてはあまり話さなくなるかもしれない。

時間を管理する

　大多数の医師は恐るべき時間的制約のもとで仕事をしている。したがって，与えられた時間を最大限に利用すると同時に，患者やその家族が，話を聞いてもらえた，思い悩んでいることに気づいてもらえた，気がかりが

分かってもらえたといったように感じてもらえるやり方で面接を進めることが重要である。診察室や病棟，あるいは往診で最初に会う患者に対しては，2度目3度目と会う患者に対してよりも，多くの時間を充ててしまいがちである。しかし皆さんは，公平になるように時間を割り当てなければならない。これを可能とするためには，当該の課題にどのくらい時間を割くことができるかを検討し，そのことについて患者と話し合って決めることが必要である。このことについては第5章[4]で述べよう。実際の話，時間は限られているということを話し合うと，医師が持っている時間は無限ではないということが伝えられることになる。そのため患者は医師が持っている時間を最大限に利用し，重要な問題を早めに述べやすくなる。反対の場合，つまり使える時間が有限であるということを患者に伝えないと，患者は時間がたっぷりあると考え，医師が面接を終わらせようとすると，好ましくない反応をするかもしれない。使える時間について取り決めておけば，面接を時間通りに終わらせ，次回の面接で何をしたいか説明することが容易になるだろう。

　医療スタッフがよく恐れるのは，使える時間は限られていると告げた場合，患者が怒ったり苛立ったりして，非協力的になるのではないかということである。実際はその反対である。時間を制限すると，その患者が，理性的というよりあれこれ要求の多い人物か否か察知しやすくなる。あるいは，患者に面接に使える時間は1時間であると説明して，患者がただちにそれでは短いと不満を漏らすような場合は，患者はそれほどまでに困っており，あなたにすがっているということなのかもしれない。たいていの場合は，面接が1時間あると聞くと，患者は話すことがそれほどなく，間がもたないことを心配するものである。

　使える時間を患者に告げた場合，あなたはこの時間制限を忠実に守るべきである。したがって，面接終了前に，患者の言葉を遮り，面接が終わりに近づいていることを患者に告げ，あなたが聞き得たことを要約し，患者に何か付け加えたいことはないか確認する，といった態勢でいることが必

要である．さもないと，重要な情報が語られずじまいになってしまうかもしれない．もし患者が面接の終わりになって新たな情報を示すならば，ひとまずそのことに理解を示し，しかし面接を延長したくなる気持ちに負けることのないようにしなければならない．そうするのではなく，この新たな情報を明確にするためにできるだけ早く次の面接の機会を設定するとよい．

信頼を築く

　一般的な考え方では，患者が自分の気にかけている重要な問題を語れるようになるには，その前に「打ち解ける」時間がなくてはならないとされている．このように考える医師は，まず患者との社交的な会話に時間を費やし，それから正式な病歴聴取を行おうとする．社交的な会話に時間を費やすのは心地よいことかもしれないが，患者の側からすれば，医師は自分の気にかけている重要な問題を聞くのを後回しにしているという気持ちになる．患者が解決を求めてやって来たのは，その問題について話さなければならないと思ったからであって，関係のない会話に時間を費やすためではない．患者が気にかけている問題に速やかに焦点を合わせると，患者はもっと心安らぎ，患者が話したいと思っている事柄がもっと明確にされる．患者に，昨晩見たテレビ番組は何ですかと尋ねるよりも，「今日ここにいらしたのは，どういうことからですか」と言うほうが，信頼は築かれやすいであろう．

患者が訴える問題を慌てて解決しない

　人が医学の道に進もうとするとき，そこには，病気や障害で困っている患者を助けたいという純粋な願いがあるのが一般的である．この，患者の抱えている問題をできるだけ早く解決してあげたいとする動機が原因で，

困難な事態が招かれてしまう可能性がある。医師は，患者の困っている問題を聞くと，そのほかのまだ語られていない重要な問題の有無については確認することなく，すぐに患者が語った問題を解決しようとするからである (Beckman and Frankel, 1984)。これがために，重要な問題が，最初の診察において，あるいはその後の診察において見いだされることなく，したがって取り組まれることなく，時が過ぎていってしまうことになるかもしれない。次のように言うとよいだろう。すなわち，「つまり，歩くとふくらはぎが痛くなって，息苦しくなってくるのですね。このことについて詳しくお聞きしたいと思いますが，その前に何かそのほかのことで気にかかっていることはありませんか」。もし患者が長々と症状を述べるようならば，症状に優先順位をつけてもらい，すべての症状をいっぺんに扱うのではなく，まず最も重要なものから解決を図っていくというように説明するとよいだろう。たいていの患者はこれについて納得するだろう。

パートナーシップを構築する

医師は次のように思いこみやすくなりがちである。すなわち，私は，自分を頼ってくる患者をケアする「能力ある専門家」であり，したがって私には重要な決定をすべて行う責務があるというようにである。しかし患者との関係をパートナーシップとしてとらえ，そのような関係にあることを患者に教えると，患者の気にかけている問題が語られやすいという点でも，その後の治療上の指示が守られやすいという点でも，得られる利益は大きい。最初の段階からあなたは患者と話をしたいと思っているという意欲を示すことが大切である。そしてあなたは，日頃から，「あなたと何を話し合えばよいか忘れないようにするため，ノートをとってもいいですか」とか，「まず最初に，症状が最初に始まった時のことをお聞きしてもいいですか。いかがですか」といった言い方で尋ねるようにしておくとよい。このようにしておくと，何度も面接をしてやっと長期にわたる病歴について

の話が終わるというようなことは避けることができる。むしろ患者は差し迫った肝心の問題について話したいと言うだろう。このことを心得ておくとよい。

　面接で患者が，死別といった辛い体験や，病気に関する不安のことを述べていて，居たたまれないような気持ちになることがあるかもしれない。そういう場合は，話を続けるよう強要するのではなく，話をさらに続けられそうに思うか，話をもっと続けたいと思うか患者に確認するのがよい（「とても辛いお気持ちだということが分かりました。いまもう少しお話しになられますか」）。このようにしておくと，患者は，自分の体験や不安が耐えがたいものならば，話を続けなくてもよいということを知り，話し過ぎて辛く耐えがたい気持ちに苦しめられるというようなことはなくなる。患者は，あなたとの人間関係のなかで安心感を覚え，のちに十分力がついたとき，その体験や不安についてもっと詳しく語ってくれるようになるかもしれない。

　あなたが患者の辛い気持ちをはっきりと認めたなら，その気持ちを気にかけているということを患者に伝えるとよい。

知識と経験を踏まえ心情を推察する

　話し合っているうちに，患者が言葉の上でどのように言おうとも，患者の感じていることが直感的にはっきりと分かることがある。たとえば，口では多発性硬化症に勝ってみせると言っていても，病気のせいで普通の生活が送れなくなることを深く恐れているように感じられる患者もいよう。あなたがこの直感を相手に伝えないならば，患者にとって何の益もない。そうではなく，自分の直感を信じ，単刀直入に次のように述べてみるとよい。「あなたは多発性硬化症に勝ってみせるとおっしゃいましたが，こうしてお話をうかがっていると，なんだか，病気のためにこれから普通の生活ができなくなるのではないかと，とても不安に思っていらっしゃるよう

な感じがしますが」。患者は，あなたの言ったことを受け入れて，体が不自由になるのではないかと憂い苦しんでいると答えてくれるかもしれない。あるいは，あなたの推察は正確ではないと述べて，実際問題，すでに病気のせいでどれほど生活に支障が出ているか，より詳しく教えてくれるかもしれない。あなたの推察が正しいか間違っているかはたいした問題ではない。あなたが推察した事柄を伝えることで，患者は，自分の辛い状況をあなたがもっと分かろうと努力していることを知る。このことは，信頼を築き，患者への思いやりを示す重要な一歩となる。

文化的背景を考慮する

　当然のことながら，背景や文化の異なる患者と会うこともあろう。文化の異なる患者と話し合う際には，あなたが進めようとする面接が，その患者にとって是認されるやり方に則っているか否かという観点で検討しておくことがとりわけ大切である。たとえば，患者の家族から，あなたが患者と話し合う際には自分たちも必ず立ち会うと言われるかもしれない。そうした場合は，それに従うのがよい。

　特定の病気や治療によって生じた影響を評価しようとするとき，特定の文化の出身ということで，その病気や治療に対する患者の反応の仕方が影響を受けてはいないか確認することが大切である。文化によっては，患者や家族が不名誉に思うような病気や治療があるからである。

手掛かりとなる信号に気づく

　どれだけうまく面接を行おうとしても，それは程度の問題であり，完璧な面接というものはありえないということを覚えておくとよい。たとえば，あなたが疲れていて，患者の示す手掛かりを見落とすかもしれない（ただし，重要な話題ならば繰り返し示されることが多いから，いずれはそれに

気づき，検討する機会はあろう）。重要なのは，面接が進むにつれて示される言語的また非言語的な手掛かりを書き留めておくことである。こうしておくと，面接終了前にノートをすみずみ点検し，患者の示した手掛かりを検討したか確認することができる。自分の示した手掛かりに気づいてもらえたと感じたならば，患者はそれまで明かさなかったことを速やかに話すようになるだろう。その結果，面接はもっと効率的また効果的なものになるであろう。

確認する

　面接のどんな段階であれ，患者の述べたことが理解できないように思えたら，そのことを説明し，情報を明確にしてもらうよう求めることが重要である（たとえば，「あなたのお父さんは3年前に亡くなられたと思っていましたが，いまお話をうかがっていて，それが間違いだということに気づきました。お父さんが亡くなられたのはいつなのか正確に教えてくださいますか」）。患者は，自分の経験をあなたがきちんと理解しようと全力を尽くしていることを知り，そうした明確化の依頼を受け入れてくれるであろう。

要　約

　もしあなたが以上の一般原則に従おうとするなら，面接は楽しくやりがいのある仕事になるだろう。そして患者からは，あなたなら自分を助けてくれそうな気がしたとか，自分の気にかかっている事柄を分かってもらえそうな感じがした，といった肯定的な内容の言葉が返ってくるであろう。

■文　献

Beckman, H.B. and Frankel, R.M.C. 1984 : The effect of physician behaviour on the collection of data. *Annals of Internal Medicine* 101, 692-6.

Stewart, M., Brown, J.B., Weston, W.W., McWhinney, I.R., McWilliam, C.L. and Freeman, T.R. 1995 : *Patient-centered medicine : transforming the clinical method*. Thousand Oaks, CA : Sage.

第2章
コミュニケーションを妨げる心理的障壁

はじめに

　医師が行う面接の主たる目的は，身体的なものであれ社会的なものであれ，あるいは心理的なものであれ，そうした患者が気にかけている重要な問題をすべて引き出し，明らかにすることである。さもないと，患者は，行われたケアに不満を抱きやすくなり，また提供された助言や治療に従わなくなりやすい (Stewart, 1995)。もし重要な気がかりが語られないままでいると，患者は病気や治療にうまく対処できず，強度の憂苦や臨床水準の不安あるいは抑うつを来す危険性が高まるであろう (Parle et al., 1996)。

　残念なことに，患者は自分の気にかけている重要な問題をすべては語らないことが多い。とりわけ，病気や治療によって日常生活や気分あるいは個人的な人間関係に深刻な問題が生じていたとしても，それについては語りたがらないものである。しかし大うつ病や不安を来すと，身体疾患全般からの回復，とりわけ手術からの回復が妨げられ，死亡率の増大という結果がもたらされる。

> **目的**
> 本章で考察を加えることは
> - なぜ患者は重要な問題を語らないのか
> - 診察を「安全水域」に置いておくために，医師が用いるやり方
> - 医師がそのようにする理由

本章を読む前に，一息つき，患者はなぜ気にかけている問題を医師に率直に語らないのであろうか，またこの患者が語らないということに関して医師側にどのような原因があるのだろうか，考えてみてほしい。

なぜ患者は重要な問題を語らないのか

◇患者側の要因

> **患者側の要因**
> - 問題が必然的で，無くなる見込みがないという思い
> - 生存できる可能性が減少してしまうかもしれないという恐れ
> - 神経症的とレッテルを貼られることに対する恐れ
> - 医師を困らせまいとする気づかい
> - 身体的なこと以外の問題について述べるのは正しくないという思い
> - 心情を知ってもらう上で手掛かりとなるものを示しても医師から否定的な反応が返ってきたという経験
> - 気にかけている問題を選り分け，特定のものについて語るということ

問題が必然的で，無くなる見込みがないという思い

身体障害を来す慢性の疾患（たとえば関節リウマチ）あるいは命にかかわる疾患（たとえば癌や心臓病）の患者は，治療に伴って生じた何らかの

身体的副作用や，ボディ・イメージの障害や強度の不快感といった心理的問題は，たとえ実際にはそうでない場合であっても，その病気がもたらす必然的な結果であると信ずる。彼らは，そうした問題は病気の治療に対して支払うべき代償であると考え，それらは無くなる見込みがないから，それについて述べても無駄なように思う。

生存できる可能性が減少してしまうかもしれないという恐れ

自分の受けている治療が命を救うために必要だと言われている場合，患者は副作用について何か語るのを恐れるかもしれない。というのは，もし副作用があると医師に言うと，治療薬の用量が減らされたり，治療そのものが中止されたりするかもしれないと思うからである。医師から副作用がある場合はそう言うようにと言われていても，患者は副作用のことをごくわずかしか言わないか，あるいは嘘をつくことさえもある。たとえば，乳癌で補助化学療法の治療を受けていたある女性は，吐き気と衰弱が甚だしかった。副作用について尋ねられたとき，彼女はほとんど問題ないと答えた。しかし治療開始からほぼ1カ月間，衰弱が甚だしくてベッドから起き上がれず，吐き気もひどくてほとんど何も食べられないという状態なのであった。そのことをなぜ言わなかったのかと医師から尋ねられたとき，彼女は，化学療法が中止されて癌が再発し，死んでしまうことを恐れたからだと答えたのであった。

神経症的とレッテルを貼られることに対する恐れ

自分の病気と治療に立ち向かおうともがいている患者は，強い憂苦を抱えていることを主治医に悟られるのを特に嫌がる。それは，「メソメソしていて (pathetic[1])，無力で，神経症的」とレッテルを貼られるのを恐れるからである。彼らはまた，自分が受けているケアに感謝していないと医師から思われ，その結果ケアの質を落とされてしまうことをも恐れる。

医師を困らせまいとする気づかい

　患者がどの程度自分の気にかけている事柄を語るかは，患者と医師の人間関係がどのようなものであるかによって大きく左右される。患者が担当医に好意をもつようになると，患者は担当医の幸福に心を用いるようにもなる。そこで，患者は，医師が事実を知って困ることのないように，自分の抱える困った問題を語るのを避けるのである。たとえば，重度の潰瘍性大腸炎のために人工肛門形成術を受けた25歳の女性がいた。手術後，症状はかなり和らぎ，彼女は執刀した外科医に深く感謝していた。しかし彼女はボディ・イメージに関して深刻な問題を抱えるようになり，日常生活に支障を来すようになった。外出を嫌がり，断られるのを恐れて親密な人づき合いをしようとしなくなったのであった。しかし彼女は，外科医にそうしたことについて言うことができないように思っていた。というのは，手術のせいでそのような状態になったことを外科医が知ると，その外科医は思い悩むだろうと考えたからであった。

　患者はまた，医師がただですら仕事で多忙を極め，イライラしているように見えることにも敏感である。多忙な医師に対する気づかいからも，患者は気にかけている重要な問題を明かそうとしないかもしれない。

身体的なこと以外の問題について述べるのは正しくないという思い

　どうして自分の気にかけている問題をすべては語らないのかと尋ねられた患者は，病気や治療と直接結びつかない事柄は述べるべきではないと考えているからだと答えることが多い。患者は，医師から，病気や予後をどのように考えているか，そして病気や予後に関してどのような気がかりや気持ちを抱いているか，そうしたことについてはっきりと尋ねられたことはないと言い切る。医師からは，そうではなく，「どのような説明を受けましたか」と尋ねられるのが一般的である。ただし，医師からかつて告げられたことと，悪い部位や予後をめぐって患者が思っていることとは，ほとんど関連がないかもしれない。患者はまた，医師から，診断や主たる治

療に対してどのように感じたか，気分や日常生活や個人的な人間関係にどのような支障が出たか，そうしたことについても尋ねられたことはほとんどないとも言う。

たとえば乳房切除術のような大手術を受けたとき，担当医や看護師から，手術を受けてどのようなお気持ちですかとか，手術を受ける前どのようなお気持ちでしたかといったように尋ねられたことはほとんどないと患者は言う。このような質問で具体的に尋ねられないと，患者は，医師は手術の影響については知りたくないのだと考えるようになる。そこで患者は，何か気にかけている問題について自分から話題にするのは正しくないと思うのである。

心情を知ってもらう上で手掛かりとなるものを示しても医師から否定的な反応が返ってきたという経験

医師は患者の辛い状況のもっぱら身体面を積極的に尋ねるとはいっても，患者のなかには，ごく少数ではあるが，その心情を知る上で手掛かりとなるものを言語的あるいは非言語的に示してくる者もいる。そして診察のある時点で，患者は病気や治療や予後に関して「気が動転している」とか「不安だ」と言葉で言い表すかもしれない。また表情でひどく動転していることを示すかもしれない。しかし残念なことに，一方の医師は，患者の目には，そうした患者の示す手掛かりをありのまま認め，探るのを好まないというように映りやすい。それで，身体面以外の事柄について話をするのは正しくないという患者の思いは強められてしまうのである。

気にかけている問題を選び分け，特定のものについて語るということ

患者は自分の気にかけている問題について内科医や外科医と話し合う際，自分が話してもよいのは身体的な事柄に関してだけだと考えるため，そのほかの気がかりについては自分から語ろうとしないだろう。これと逆の状況にあるのが精神科医である。精神科医は患者の心理的適応に関する質問

を重点的に行うだろうから，精神科医は何か合併している身体疾患には関心がないのだというように見られるかもしれない。

◇ **医師側の要因**

医師と患者のあいだで行われる診察についての研究から，医師は特定の領域のみを重視するという患者の主張は正しいことが確かめられている。まず一般に医師は，患者が病気の身をどのように考えているか聞き出そうとする質問（たとえば「具合はどのようになっていくとお考えですか」）や診断や治療によって患者の身にどのようなことが生じたか聞き出そうとする質問（たとえば「こうなって，どのような影響がありましたか」）を行わない。さらに，もし患者が社会的あるいは心理的な問題に関して手掛かりとなるものをはっきり示しても，医師は患者がもっと語るのを制しよう，ないしは遮ろうとするやり方を用いることが見いだされている。このやり方は「距離をとるやり方（distancing strategies）」という名で知られている（Maguire et al., 1996）。よく見られるものを次に一覧表にする。

医師が距離をとるために用いる方法
- 手掛かりとなるものを選り分け，特定のものに注意を向ける
- 通常のことと見る
- 早まって安心させる
- 空言を言って安心させる
- 話をそらす
- ほかの医師に押し付ける
- 嬉しがらせる
- 接触を避ける

手掛かりとなるものを選り分け，特定のものに注意を向ける

患者が身体的，社会的，あるいは心理的な問題と関連するさまざまなこ

とを述べようとしても，医師は身体的な問題と関連する手掛かりのみに焦点を合わせる。たとえば，外科医が，3カ月前に乳癌で乳房切除術を受けたある女性に，その後の様子を尋ねている場面を見てみよう。

F氏：　　前回お会いしたときから具合はどうですか。
P夫人：　順調です。腕はうまく動かせて，髪をとかすことができます。痛みももうありません。ただ不安になっていることがあって……
F氏：　　それは良かったですね。腕も動くし，痛みもないし。

　患者は「不安になっている」と言語的手掛かりを示したが，外科医はそれを気に留めず，さらに患者が不安の内容を説明しようとする前に，それを遮ったのである。もし外科医が患者に，どういうことですかと尋ねていたならば，彼女は，親しい友人の2人が不幸な転帰をたどった——1人はすぐに再発し，もう1人は亡くなった——ので，自分も癌が再発するのではないかひどく不安になっていると，今まで言わなかったことを打ち明けてくれただろう。このような，手掛かりを選り分けて，身体的問題に関するものだけに注意を向けるというのは，よく見られることである。患者のなかには，手掛かりとなるもの——たとえば「不安になっている」という言葉——を繰り返し示すことで，医師に気づいてもらおうとする人もいるが，ついには諦めてしまうのである。

通常のことと見る
　医師は仕事をするなかで，憂い苦しむ数多くの患者や家族と出会う。そうすると，そのような人たちと会うことに慣れてしまい，彼らが憂い苦しむのも，身体疾患や治療の通常の結果と考えやすくなる。そして患者が憂い苦しむのは，よくある通常のこととして片づけられてしまう可能性があり，それで患者が自分のことを語ろうとしても，遮られてしまうことがあ

る。たとえば，26歳のある女性が切迫流産で入院してきた。彼女とその夫は子どもを作ろうと8年間努力してきていた。入院時，彼女はとても取り乱しており不安定な感情状態にあった。入院時に診察した医師は，「気が動転するのも当然です。そうなる運命なのです。しばらくすれば落ちつきますよ」と言った。この言葉で，彼女は，この医師は自分の心配事に関心がないのだと思った。彼女は，もし健康な赤ちゃんを生めなかったら，夫が自分のもとを去っていくのではないかと恐れていたのであった。しかし医師が，よくある通常のこととしてとらえているのを知り，彼女は自分の不安を打ち明けようという気にならず，憂愁に閉ざされたままであった。その後，彼女は流産し，彼女の心理状態は最悪のものとなった。

早まって安心させる

　人が医師になろうとするのは，病気に苦しむ人からその苦しみを取り除いてあげたいという願いがあるからである。そのため医師は，診察しているなかでできるだけ早く現実的な援助を提供したいと思うのがふつうである。これがゆえに，医師は，患者が何かほかに問題を抱えてはいないか確認する前に，問題を「解決」しようとしてしまうことがある。このようにして早まって安心感を与えてしまうと，患者がほかの重要な問題について語るのが妨げられてしまう可能性がある。たとえば，25歳のある女性が腰から左足にかけての痛みを訴えて家庭医のもとを訪れた。医師はすぐに腰痛の正確な様子を知るために問診を行い，それから彼女の身体を調べた。検査の結果，椎間板に問題があることがわかった。そこで医師は適切な助言を与えて診察を終了した。しかし実は，彼女の腰痛は数カ月に及んでおり，今回診察を受けに来たのは，不正出血が起こって不安になり，子宮頸癌だったらどうしようと不安になったからなのであった。しかし彼女は，自分の思っていることが本当だったらどうしようと怯え，そのことを診察のはじめに勇気を出して話すことができなかったのであった。癌ではないと診断されたのは，それから6カ月たってからのことであった。

空言を言って安心させる

どんな診察であれ，その主たる目的は，どれほど病状が深刻なものであっても，患者が希望を失うことのないようにすることである。しかし，それが原因で，医師は空言を言って安心感を与え，患者が現実と向き合うのを妨げてしまうことがある。たとえば，多発性硬化症の再発を恐れているある若者が，深刻な身体的健康の悪化と日常生活の障害に悩んで，神経科医のもとを再び訪れたときの場面を見てみよう。

B医師： 家庭医の先生からの手紙から判断すると，最近調子は良くないようですね。
S氏： はい。左足を動かすのが難しくなってきました。左腕がしびれてピリピリします。杖がないと歩くのが難しくなっています。もうすぐ寝たきりになるのではないかと不安です。
B医師： 大丈夫。ちょっと悲観的になりすぎているように思われますね。まだそんな段階ではありません。

神経科医の言葉によって，患者は将来の病状悪化を示唆する現実と向き合うことが妨げられ，自分の不安を語ることができなくなってしまった。患者は，最初の入院のときに，同じ多発性硬化症のほかの患者がどのような状態になっていったかを知っており，このような不安を抱いていたのであった。

話をそらす

医師は患者と話をしていて，憂苦を感じるような事柄が話題になると，話題をもっと安全で当たり障りのないものに変えてしまう[2]ことがある。たとえば，家族に心臓病の者がいる50歳のある男性が，胸部痛と息切れを訴えて心臓病専門医のもとを訪れたときの場面を見てみよう。

B医師：　息切れはどのくらいひどいですか。
M氏：　　40〜50メートルも歩くと，休まないとなりません。息をすることができず，ひどく胸が痛いです。
B医師：　胸はどのように痛みますか。
M氏：　　ギューっと締めつけられるような痛みです。まるで万力(まんりき)で胸が潰されるような感じです。死ぬんじゃないかと心配です。私，死ぬんですか。
B医師：　あなたがおっしゃった息切れと胸の痛みのことは別として，そのほかに何か症状はありませんか。

　心臓病専門医は自分が話をそらしたことに気づかなかった。しかし医師が話題を変えたことで，患者は，なぜ死を恐れているのか，その理由を打ち明けることができなくなってしまった。患者の家族のなかで，男性はみな50歳から52歳にかけて心臓発作で亡くなっており，彼は自分もそうなると強く信じていたのであった。
　話をそらす一般的な形は，話題を患者本人から家族に移すというものである。以下は，家庭医がある糖尿病患者に，血糖コントロールが不十分であり，医師の助言を守るよう強く言っている場面である。

W医師：　最近，血糖のコントロールがうまくいったりいかなかったりしていますね。
J夫人：　はい。病気が重くなって，失明したり，脳卒中になったりするのではないかと心配です。
W医師：　ご家族の調子はどうですか。

　この医師は家族のことでさらに5分間患者と話を続け，患者が恐れていた合併症，そして患者が合併症を恐れる理由が話題となることは二度となかった。

ほかの医師に押し付ける

知識不足のために患者の質問に答えられない場合や，患者の気にしている問題が自分の専門領域ではないと考える場合は，患者にもっと専門のほかの医師の診察を受けるよう助言するのが適切である。しかし，患者からの質問に対し，答えを知ってはいるが，率直に返答し難いということもあるかもしれない。そういうとき医師は，たとえば「指導医の先生に聞いてください」と言って，ほかの医師に押し付けようとするかもしれない。このやり方は患者の気持ちを顧慮しないものである。というのは，患者は，医師を信じ，難しいことを尋ねても何か有益な回答が返ってくると思って相談しているからである。そのため，そのようなことをすると，患者は不安を募らせ，失望感を抱くようになるだろう。

嬉しがらせる

患者がもっとうまくやっていけるよう助けるつもりで，医師は患者が憂苦に沈んだ不安な顔つきをしていることに気づいたら，「大丈夫。そんなにふさぎこむ必要はありません」と言って患者を明るくさせようとするかもしれない。たとえばあるとき，ある若手の医師が病棟を歩いていて，多発性硬化症の再発で入院してきている男性が憂愁に満ちた面持ちでいることに気づいた。医師は患者とのそれまでの会話から，彼が熱心なサッカー・ファンで，マンチェスター・ユナイテッドを応援していることを知っていた。ただ患者を元気づけようとして，医師は「大丈夫。元気をだせ。ところで今夜は試合だ。蹴りまくりだ」と言った。患者は今夜マンチェスター・ユナイテッドが重要な欧州カップに出場することを知ってはいたが，それよりも，失禁するようになり，また性欲が甚だしく減退するようになり，もはや自立した生活に戻ることはできないのではないかという不安で頭がいっぱいなのであった。

この状況にもっとうまく対処しようとするならば，患者のほうに歩み寄り，「何か気がかりがあるようにみえますね。あとでお話しできませんか。

今はもう1人2人ほかの患者さんのところに行ってこなくてはなりませんが」と言えばよかっただろう。そうしていれば，患者はいいですよと言ったであろう。医師はしばらくしてから戻ってきて，不安なのはどうしてなのか患者に尋ねることができただろう。患者は気がかりを話し，医師は，そのような障害がこの先ずっと続くことはあまりなく，今回のことはおそらくは単なる一過性のぶり返しだろうと言って安心させることができたであろう。

接触を避ける

医師は患者と話し合うようにすべきであるということを知ってはいるが，そうするとあまりにも辛い思いになるような場合（たとえば，脳腫瘍で死を目前にしたうら若い女性と話す場合），いつの間にかそういう機会を避けようとするかもしれない。そういうとき多忙を理由に話す機会がないと説明するかもしれない。その例を次に示そう。

21歳のある女性が，激しい頭痛を訴えて21回目の誕生日の2日後に入院してきた。光がまぶしく，嘔吐がずっと続いていると彼女は訴えた。検査の結果，髄膜炎と診断された。緊急抗生剤治療にもかかわらず改善は認められなかった。彼女は昏睡に陥り，集中治療室に運ばれ，そこで彼女の両親は付きっきりで徹夜の看病を続けた。彼女のケアを担当する病棟医は，彼女の両親と患者の容態について話をすべきであるということは分かっていた。しかし彼はそうすることができないような気がした。両親と会っても辛いばかりで，何を言ってよいのか分からないのであった。こうして彼が会うのを避けたことで，患者の両親はますますどういう状態なのか分からなくなり，病院側に手抜きがあったと考えるようになった。患者が亡くなったとき，両親は，自分たちには十分な援助がなされず，病状について十分な説明がなかったと言って訴えた。

このような距離をとるというやり方は一般によく用いられるものである。しかし医師が，患者をケアし，回復を助け，苦痛を最小限にしたいと願っ

ているのも事実である。したがって医師がこのやり方を用いるにはそれなりの理由があるに違いない (Parle et al., 1997)。

◇医師が距離をとろうとする理由

医師が距離をとろうとする理由
- 患者を心理的に傷つけるのではないかという恐れ
- 答えに窮することを質問されるのではないかという恐れ
- 感情的にあまりにも深入りしてしまうのではないかという恐れ
- 医学の価値に対する疑い
- 話が長時間に及ぶのではないかという恐れ
- 自分自身が倒れてしまうのではないかという不安
- コミュニケーション技術(スキル)の訓練を受けたことがないということ
- 同僚からの支持がないということ
- 面接の有益性について確証が得られないということ

患者を心理的に傷つけるのではないかという恐れ

医師は，患者に，自分の病気をどのように考え，その病気や治療に対してどのような気持ちを抱いているかを単刀直入に尋ねると，怒りや絶望感といった強い感情が噴き出し，自分には抑えられなくなるのではないかと恐れる。また医師は，そのように尋ねると，患者が傷つき，もっと辛い思いにさいなまれ，意欲をすっかりなくし，死が早まってしまうのではないか，このようにも恐れる。たとえば，AIDSを発症した若い女性に，これからどのような経過をたどると考えているか尋ねた場合，患者は憂苦に沈み，来年までには死ぬのではないかと不安を口にしてしまうかもしれないと医師は思う。医師は，こうした会話は反生産的なものであると考え，恐れを抱くかもしれないが，実際には，患者のほうは，辛い状況にいる自分がどんな思いでいるか，それを案じてくれる人がいる，自分の不安や感情

を話せる相手がいるということを知り、ありがたく思うであろう。患者に手を差し伸べて、気がかりやそれに関連した感情を言葉で表現してもらうことには、たとえその気がかりが解決不可能なものであっても、治療的価値がある。このことについては、次の第3章及び第7章で述べよう。

答えに窮することを質問されるのではないかという恐れ

医師は、患者がその辛い状況に対してどのような気がかりをもっているのか、それを探ろうとすると、患者から「私、もうすぐ死ぬのでしょうか」とか「私はあとどのくらい生きられますか」とか、あるいは「どうしてもっと早く診断がつかなかったのですか」といった、答えに窮することを質問されるのではないかと恐れる。そういう質問は、最も適切な応じ方というものを知っていたとしても、対応するのは困難を伴うものである。医師はまた、質問に答えられないということを認めると、さらに面倒なことが引き起こされてしまうのではないか、そして明快に返答できなかったことで失敗感をもってしまうのではないか、そうしたことも恐れている。

感情的にあまりにも深入りしてしまうのではないかという恐れ

医師は、患者が身体障害を生じさせる慢性の疾患や変性性の疾患あるいは命にかかわる疾患を患ったことで、患者またその家族の生活が辛苦に満ちたものとなっていることを知る。そして医師は、患者の現実の苦難と身近に接することになる。それは必然的に医師にとって辛いことである。医師がそうした辛い状況に絶えず向き合っていると、そうした状況にどのようにして建設的に取り組めばよいか、そうした状況で経験するストレスにどのように対処していけばよいか、こうしたことをもし知らないならば、医師は心がボロボロになっていくように感じるかもしれない（第11章参照）。

医学の価値に対する疑い

医師は患者が気にかけている問題を見定め，それを解決できなければならない，医師は患者を改善に導くことが仕事である――このように考えるよう医師は訓練される。そのため，患者の疾患を治せなかったり，病苦を和らげられなかったりすると，医師は患者と会いづらくなり，広く言えば医学全般，狭く言えば自分の仕事の価値に疑問を抱くようになるかもしれない。

話が長時間に及ぶのではないかという恐れ

一般に医師は，患者に気がかり――とりわけ心理面や社会面に関連した気がかり――を尋ねると，その話に多くの時間が費やされ，患者の身体的問題を見定め，それにうまく対応するのが困難になると考える。また，医師は，標準的な病歴聴取ではなく各患者の観点から見た問題（agenda）[3]に焦点を合わせるやり方で面接を行うと，非常に長い時間が掛かるとも考えがちである。実際には，患者が気にかけている重要な問題から始めると，医師は手持ちの時間の多くをもっと有効に使うことができるようになる。そのようにすると，患者の気にかけている重要な問題は見いだされ，患者は大きな満足感を覚え，医師の助言を守るようになり，順調な回復がもたらされるのである。

自分自身が倒れてしまうのではないかという不安

以上述べてきた理由から，医師は，病気の身体面のみに焦点を合わせ，社会面や心理面を無視して会話を「安全水域」に保つために距離をとるやり方を用いた場合よりも，深いコミュニケーションを行った場合は，心が擦り切れ，倒れてしまうのではないかと不安を覚える。

コミュニケーション技術の訓練を受けたことがないということ

多くの医師は，どのようにすれば面接が実りあるものとなるか，どのよ

うにして，直面することの多い困難なコミュニケーションの課題——たとえば悪い知らせを伝えなければならないとか，その結果患者が抱く怒りや絶望感といった強い感情や憂苦を相手にしなければならないといった課題——に取り組むか，こうしたことに関して十分な訓練を受けていないという自覚を持っている．

同僚からの支持がないということ

たとえ医師が適切な面接技術を身に付けており，そうした技術を使って面接を行うと患者や家族に大きな恩恵がもたらされると考えていても，もし同僚から支持されないように感じると，医師はそうした面接技術を用いることに消極的になることが見いだされている．もしもっと効果的な面接を行って，自分では対処しきれないような複雑な問題が飛び出してきても，同僚がその状況に応じて自分を助けてくれるだろうと，医師が感じられることが必要なのである．また指導医が自分のことを見ていてくれると，医師が感じられることも必要である．そうでない場合は，距離をとるやり方を用い続けるだろう．

上級医（senior colleague）が否定的な感想を返すならば，この全体的（ホリスティック）な手法は採用されにくくなるだろう．たとえば，ある外科医が，研修医に，乳房切除術を受けてから4日たったある患者の感情状態について尋ね，感想を述べているときの場面を見てみよう．

B氏：　　乳房切除術から今日でまる4日だが，患者の具合は順調かな．
J医師：　縫合部からの排液はうまくいっており，身体的には順調です．ただ，乳房がなくなったことで沈んでいるようです．気分の落ち込みがひどいです．
B氏：　　そうか．当然のことだが，はじめは動揺するものだ．体の回復に集中してやっていくとよい．そのほかのどうでもいいことに時間をかけることはない．

J医師は指導医の言葉に困惑した。彼は，実習や研修のあいだ，大手術後はその心理的影響について確認することが大切と習ってきた。しかしB氏はこれを退けてしまった。J医師は自身の経歴を築き上げるために，B氏との人間関係を良好に保たなければならなかった。

面接の有益性について確証が得られないということ

患者の気にかけている問題をどんなことでも教えてもらおうとするのは，たとえその解決法がほとんどないような場合であっても意味のあることではあるが，医師や医学生がそのようにしても患者から肯定的な反応が返ってくることはほとんどない。それで彼らは，もし診察の終わりに患者が辛い思いをしていると，診察にしくじったのではないかと思う傾向がある。

ここで，ある医学部上級生が，狭心症が疑われる症状で初めて外来を訪れた女性の問診記録をとっているときの場面を示そう。医学生は，患者が7歳のときに父親を突然の心臓発作で亡くしたことを聞き取った。そのとき患者は平静さを失い，すすり泣き始めた。そして，父親に捨てられたように感じ，それ以来悲しむことがなかったと語り始めた。医学生は，患者が動揺していることに不安を覚え，患者に「動揺させてしまい申し訳ありません」と言った。しかし患者は肯定的に次のように答えたのであった。「変かもしれませんが，重荷が取れたような感じがします。こんなことを話したのは初めてです。父みたいにバタンと死ぬのではないかとずっと心配でした。それで胸が痛いと，不安になって診てもらおうとしたのです」。

要　約

患者は気にかけている重要な問題を担当医に打ち明けないことが多い。その理由ないしは原因は患者側にも医師側にもある。患者は医師が発するいろいろな信号を読み取って，気がかりを語るのは正しくないと思うよう

になり，医師は距離をとるやり方を用いて診察を「安全水域」に保とうとするからである。

次章では，このような距離をとるというやり方をあらため，患者の気がかりを引き出す能力を磨くのに役立つかもしれない手法について述べよう。

■文　献

Maguire, P., Faulkner, A., Booth, K., Elliott, C. and Hillier, V. 1996 : Helping cancer patients disclose their concerns. *European Journal of Cancer* 32 A, 78-81.

Parle, M., Jones, B. and Maguire, P. 1996 : Maladaptive coping and affective disorders among cancer patients. *Psychological Medicine* 26, 735-44.

Parle, M., Maguire, P. and Heaven, C. 1997 : The development of a training model to improve health professionals' skills, self-efficacy and outcome expectancies when communicating with cancer patients. *Social Science and Medicine* 44, 231-40.

Stewart, M.A. 1995 : Effective physician-patient communication and health outcomes: a review. *Canadian Medical Association Journal* 152, 1423-33.

第3章
患者が気にかけている問題を引き出す

はじめに

　第2章で，患者が自分の気にかけている問題を語るのを妨げてしまう障壁について述べたが，それを乗り越えるには次の3つの原則に従うことが必要である。すなわち，①医師中心ではなく患者中心（patient-centred）の面接を行う，②身体面のみならず他の面も質問する，③話の方向を定めず自由に話をしてもらう（non-directive）面接スタイルではなく先を見通した積極的な（proactive）面接スタイルを用いる，というものである。

> **目的**
> 本章の目的は
> ・面接の原則について述べること
> ・用いるとよい重要な技術（スキル）について説明すること
> ・取り上げるとよい領域について説明すること

　こうした原則に従い，のちに提案するやり方を用いるならば，患者の気にかけている重要な問題が引き出され，患者はそれをどのように考え，そ

れに関してどのような感情を抱いたかが定かになり，日常生活や気分や人間関係にどのような影響が生じたかが明確になるだろう。そうすると，医師は自分の時間をもっと効率よく使えるようになるだろうし，患者は高い満足感を覚え，医師の指示をよく守るようになるだろう。

指針となる原則

◇患者中心の面接を行う

第2章で述べたように，これまで医師は，患者に，主訴は何かと尋ねたり，その愁訴と関連する中核的な症状の有無について詳細に尋ねたりといったように，狙いを定めた質問を行いそれに対して回答を求めるという面接スタイルを用いるよう伝統的に教えられてきた。その主な目的は，患者が患っている身体疾患あるいは精神疾患の性質を見定めることにある。しかし，この伝統的なアプローチは，患者が自分の気がかりを明かすという点では，あまり有効なものとは言えない。疾患の症状や徴候を引き出すことに焦点を合わせると同時に，患者は一人の人間としてどのような人物なのか，なぜ助けを求めているのか，どこが悪いと考えているのか，それに関してどのように感じているのか，日常生活や気分や個人的な人間関係で何か支障が生じてはいないか，もしこういったことに誠実に関心を示すような面接スタイルであれば，もっと有効で，患者は高い満足感を覚えるのはもちろんのこと，助言や治療によく従うようになるだろう（Stewart, 1995）。

◇身体面のみならず他の面も質問する

第2章で述べたように，診察開始時に医師が話題を身体面あるいは精神面の一方のみに集中させると，患者は，その医師は病苦の身体面あるいは精神面の一方のみに関心があると考えるようになるかもしれない。それと対照的に，診察開始時から病苦の身体面と精神面の両方に関心を持ってい

ることを示すと，医師は，患者の病気の性質のみならず，病気や治療のせいで患者の個人的生活に何か困りごとが生じてはいないか，そうしたことにも関心を持っているということが患者に伝わる。たとえば外科医が乳房のしこりを訴える女性から病歴をとるとき，どのようにしてそれを発見したかということのみならず，それを何だと考えたか，どのような気持ちになったかといったことも尋ねると，その女性にはすぐさま，その外科医は，彼女がどのように考え，どのような思いで過ごしてきたか，そうしたことにも気を配っているということが伝わる。

◇先を見通した積極的な面接スタイルを用いる

　第2章で述べた，患者が自分の気がかりを語るのを妨げる障壁は，次節で述べる面接技術を用いることによってのみ乗り越えられる。もし医師が患者に気になっていることは何ですかと尋ね，それから数分間患者の言うことを聞くばかりで何も応答しなければ，患者は聞いてもらっているという確信を持てないだろう。そして患者は，自分の話してきたことが医師に否定的に判断されてしまったのではないかと不安になるだろう。それに応じて患者が自分の気がかりを語る度合いは低下しよう (Bensing and Sluijs, 1985)。

　患者が自分の症状についてあれこれ説明しているときに，それを医師が遮ると，患者は，指図されている，尋問されているというように感じてしまうのではないか，このように考える人も多いだろう。しかし実際には，医師が積極的に応答しないと，患者は，自分の話していることに医師は内心では関心がないのだというように思ってしまうのである。そこでもし医師が，先に述べた患者中心のアプローチに従ってもっと詳しい質問を行っても，患者はすでに，きっと本当は医師は関心を持っておらず，それで何も言わないのだと思い込んでしまっているだろう。

面接に取り掛かる――やり方の選択

◇基本となること
　時間が十分あるときは，患者の気にかけている症状について病歴を十分とり，それらはどのようにして始まり，どのような経過をたどり，どのような検査や治療が行われ，患者はそれらをどのように考え，どのような思いで過ごしてきたのか，そうしたことを明確にするとよい。そうすれば，患者は自分の置かれた辛い状況やこれから取り上げていく症状に対してどのように対応してきたのか，またそこにはどのような事情があったのか，そうしたことを医師は十分に理解することができるだろう。

◇どの症状に的を絞るか
　症状を評価するのに5分から15分しか時間がないときや，病状が危機的なときは，患者が現在気にかけているいくつかの症状に的を絞り，そのなかで最優先なものを見定め，それを手持ちの時間内で取り上げるようにすることが大切である。

面接の始め方

　患者が診察室に入ってくるのが見えたら，重要なのは，それぞれの患者が入室するたびに立ち上がり，視線を合わせ，患者のほうに進み寄り，患者の正確な氏名と肩書で呼びかけ，「こんにちは」とか「おはようございます」といった明快な言葉であいさつすることである。それから患者が腰を掛けるところを言葉や身振りで示すとよい（医師と患者の椅子は，あいだに机をはさむのではなく，互いに向き合うように置くのがよい）。そして腰を掛け，患者に対する心づかいと好意の気持ちが伝わるような姿勢をとるのがよい。ただし，くだけた調子でゆったり座ったり，あるいは患者

が侵入されたと感じるほど患者に近づいたりといったように，極端なことは避けるべきである。それから名前を言って自己紹介を行い，病院での自分の立場を説明するとよい。患者がベッドで横になっている場合は，同様にあいさつし，患者と目の高さが同じになるようにしてベッドの傍らで腰を掛けることが大切である。ほかの医療スタッフからの電話で邪魔されることのないよう確かめておくのがよい。

◇患者への説明

面接で何を取り上げるつもりか説明する

　まず何を取り上げて話し合うつもりでいるか説明することが大切である（たとえば，「いま使える時間で，あなたが現在気になっていらっしゃるいくつかのことについてできるだけ明らかにしておきたいと思います」）。「いくつかのこと」というように複数形で述べておくと，気になっていることは1つだけではなく，いくつでも話してよいのだということが患者に伝わるだろう。

時間に限りがあることを説明する

　どのくらいの時間が使えるか告げておくことが大切である。そうしておくと，患者はその使える時間内で主要な気がかりのことを話そうと努力するだろう。また複数の患者を評価するような場合は，もし，全部でどのくらいの時間が使えるか分かっているならば，時間配分を意識しておくとよい。こうしておくと，重要な問題が語られずじまいになってしまうという危険性は減らすことができるし，また患者が時間の制限はないと思って，あなたに依存的になってしまう危険性を減らすこともできる。それでも，患者は告げられた時間の量に満足しているか否か本人に確認しておくことが大切である。なかには，それでは時間が短すぎると文句を言う患者がいるかもしれない。そういう場合は，今回の面接ですべてを取り上げることはできないが，近いうちにまたお会いして面接の続きをすることができる

と説明してもよい。このようにすると，たいていの患者は語る必要のある問題に焦点を合わせるようになる。さらに，時間が限られていることを説明されると，患者は，その医師や医学生が自分に対して強い思いやりの気持ちや関心を持っている，というように考えることを示す研究結果 (Thompson and Anderson, 1982) もある。

ノートをとることを説明する

何を話し合ったか忘れないようにするためにノートに記録しておきたいと説明するのがよい。それから，秘密は守られますと付け加えることを絶対に忘れてはならない。大多数の患者は，単にうなずかれるだけではなく，自分の語った重要な情報が書き留められるのを見て安心する。患者がある事柄を記録してほしくないと言う場合は，その理由を尋ねることが大切である。また，話す気持ちになっているか確認することも大切である。

次は研修医との面接に困惑している患者に説明を行っている場面である。

K医師：　いま気にかかっていることについて教えてくださいますか。
L氏：　（不快そうにして）釈然としないことがあるのですが。
K医師：　どういうことですか。
L氏：　診療部長の先生に診てもらうことになっていたと思いますが。
K医師：　ご説明しましたように，私は彼のもとで研修中の病棟医です。診療部長からあなたと話をして病歴をとるよう言われています。そうしておけば，診療部長があなたを診察するとき，集中して問題の解決に取り組むことができます。のちほど診療部長を交えてお会いしましょう。よろしいですね。
L氏：　そうですね。
K医師：　それで，どうされたのかお話しする気持ちはありますか。
L氏：　はい。

完全な病歴をとる

完全な病歴をとるために，取り上げるとよい領域は
- 中心的な症状の性質
- 症状の明確化
- 症状が始まった日時
- 経　過
- 原　因
- 治療歴
- 影　響
- 周りの人からの支えがあるか
- 患者は症状をどう考えているか
- 同様の症状を経験したことがあるか
- 広範に探る質問（screening questions）

◻中心的な症状の性質

　医師の最初の課題は，患者を手伝って，現在気にかけている症状を述べてもらうことである。それぞれの症状は，別の症状の話に移る前に明確にしておくとよい。患者が最初に述べる事柄は，最も心配している事柄を覆い隠す働きをしている可能性があることに絶えず注意しておくとよい。いったん患者の主要な症状が引き出されたら，たとえば「これまでのことを整理すると，私の理解では，息切れがひどくなってきて，とても疲れた感じがして，咳をすると血が混じって出てくるということなのですね。それで肺癌ではないかと心配していらっしゃるのですね。これらの症状について詳しくお聞きする前に，そのほかに，気にかかっていることで，まだお話しになっていないことはありませんか」と言ってまとめておくのがよい。

その際，患者は，身体的な領域に限らず，社会的，心理的もしくはスピリチュアルな領域でも何か思い煩っていることがあるかもしれないということを心に留めておくとよい。広範に探る質問（「そのほかに，まだお話しになっていないことはありませんか」）を用いると，重要な問題が語られずじまいになってしまうという危険性は最小限に抑えることができる。

　患者はどの症状から話し合いたいと考えているか確認することが大切である（「これらのなかで，まずどれについてお話しになりたいですか」）。たいていの患者は，医師が医学的観点から最も重要だと考える症状を第一に挙げる。ただしもし患者が述べた症状の１つが明らかに命にかかわる恐れのあるものだったら，患者が第一に挙げるものよりも，それから始めるよう患者と話し合うのがよい。

◇症状の明確化
　症状それぞれについて性質と強さと期間とを積極的に尋ね，明確にしておくとよい（「痛みは正確に言うとどのようなものですか。どのくらいひどいですか。どのくらい続きますか」）。

◇症状が始まった日時
　患者が気にかけている主な症状のそれぞれがいつ始まったのか，その正確な日付に注意を払うとよい。症状が始まった日を思い出すよう励ますと，患者はその日付を正確に思い出すことができる。患者が思い出せないと言っても，それを易々と受け入れてはならない。たとえば誕生日や何かの記念日，あるいはそのほかの出来事のあった日というように，拠り所となる日付を用いると，うまく思い出してもらえるかもしれない（「それは，誕生日や何かの記念日といったように，あなたの人生のなかで何か重要な出来事の近くの日でしたか」）。

◇経　過

　次に，発症ないしは発病から今行っている面接までの期間に，それぞれの症状がどのように変化してきたのかを明らかにするとよい。とりわけ重症度や頻度に大きな変化はなかったかに注意する。そうした「変化点」は，病気の原因の解明に重要な糸口を与えてくれることがある。

◇原　因

　発病の原因や病状悪化の原因について患者はどのように考えているか確認することが大切である。患者は，原因となる出来事が存在しないときであっても，なぜそうなったのかと原因を探し求める傾向がある。その結果，発病を，誤ってそれとは無関係の事柄のせいにしてしまうことがある。たとえば，頻尿と口渇と疲労感を訴えて来院した，かつて企業幹部であった54歳の男性は，それらは解雇されてから始まったと主張した。注意深く病歴を聞き取った（「頻尿になったのはいつですか」）結果，それらの症状は解雇される1年以上前から（「解雇されたのは，正確にいつですか」），続いていたことが分かった。彼が解雇要員にされたのは，疲れやすさと作業能力の低下のせいなのであった。

　発病を，それとは無関係な事柄のせいにしてしまうという誤りは，発病の原因となった体験が心を混乱させるようなもので，患者がそれについて考えるのを避けようとしている場合にも起こりやすいだろう。そういう場合，もっと当たり障りのないことを発病と結びつけやすい。たとえば，25歳のある男性は，重度の喘息発作が起こるようになったのは，最近インフルエンザに罹ったためだと言った。しかし家族の人の説明では，患者の喘息は患者が母親を亡くして1～2週間以内に始まっていたのであった。したがって，発病した日付や病状悪化の起こった日付と，その原因かもしれない出来事のあった日付とを別々に尋ね，おかしいなと思ったら，どちらが先か確認するのがよい。

◇治療歴

　患者は，すでに治療中であったり，過去に治療を受けた経験があったりすることが多い。そういう場合，受けた治療の内容や，薬の用量や期間を正確に述べてもらい，それぞれの治療でどのような変化が生じたか確認することが大切である。とりわけ副作用について質問し，その内容と重篤度とをはっきりさせておくことが大切である（「治療を受け始めてから，何か気にかかる問題が生じましたか」）。そうしないと，患者は経験した副作用を最小限に評価してしまう。

◇影　　響

　病気のせいで，仕事をしたり，日々の家事をこなしたり，あるいは趣味や娯楽や社会的活動を続けたりするのに何か支障が生じてはいないか，必ず単刀直入に尋ねなければならない。

　また，その病気や治療のせいで，患者の気分や個人的な人間関係に悪影響が生じてはいないか尋ねるとよい（「狭心症になって，気分が落ち込むというようなことはありませんか。病気になって，奥さんとの仲が悪くなったというようなことはありませんか」）。

◇周りの人からの支えがあるか

　患者がどの程度うまく心理的に立ち向かっていけるかは，患者が周りの人からどの程度実際的にまた精神的に助けられている，ないしは助けられているように感じられるかによって大きく異なる。患者は，現在抱えている問題に関して実際的にまた精神的に力になってくれる人がいるように感じているか確かめておくとよい（「あなたの周りに力になってくれそうに思う人はいますか」）。患者に，病気のことを誰かに打ち明けたか尋ねるとよい（「このことを誰かに言いましたか」）。

　家族の反応には幅があることが多く，たいへん理解があって患者を守ろうとするものから，全く無関心で突き放しているものまで，いろいろであ

る。

◻患者は症状をどう考えているか
　患者に，自分ではどこが悪いと考えているか尋ねるとよい（「痛みがあって疲れやすいということですが，どのように考えられますか。原因は何だと思われますか」）。またどのようにすればよくなると考えているかも尋ねるとよい（「どうすればよくなると考えられますか」）。患者は病状をどのようにとらえているか，そしてどのようにすればよくなると予想しているか，こうしたことを知っていないと，適切なレベルで安心感を与えることはできないであろう。

◻同様の症状を経験したことがあるか
　患者の病気とそれに対する態度を検討の俎上に載せるには，患者がかつて同様のことを経験したことがあるか調べる必要がある。そういう経験がもしあるならば，そのエピソード（発現）ごとに，引き金となる特定のものがあったか，症状が現われて患者にどのような影響が生じたか，症状はどのくらい続いたか，そしてもし治療を受けたことがあるならば，さらにその治療によってどのような結果が生じたか，こうしたことを明らかにするとよい。このようにすることで，患者はある種の身体的問題あるいは精神的問題に脆弱か，あるいは特定のストレスに弱いか，こうしたことを見定めることが可能になろう。たとえば，うつ病を繰り返す患者がいたとして，そのうつ病エピソードは，どれも死別のような喪失体験が引き金になっていることが明らかになるかもしれない。こうした情報があると，臨床的観点から見て各エピソードの同異が分かり，どのような治療が有効か予測することも可能になる。

　重要なのは，現在の病気になる前，患者はどのくらいうまく生活や仕事を行っていたか調べることである。そうしないと，非現実的な治療目標を立ててしまったり，生活や仕事で問題が生じているのは実は病気のせいで

はないことに気づかなかったりするかもしれない。

　たとえば，55歳のある男性が長いあいだ重度の関節リウマチで困っているといって来院した。彼は，病気のせいで一歩も外に出られず悲惨な生活を送っていると訴えた。しかし医師が詳しく尋ねたところ，彼は関節リウマチの発病以前から外出することがなかったこと，そして，閉じこもるようになったのは，妻を思いがけず突然亡くしてうつ状態になり，その後重度のうつ病に進行してからだということが分かった。

◨広範に探る質問

　どれほどうまく現在患者が気にかけている問題を明らかにしようとしても，第2章で述べたように，患者はそうした問題を述べたがらない。したがって，患者が述べた問題を要約し，まだほかに語られていない問題はないか確認することが大切である。

用いるとよい重要な技術

　特定の面接行動をとると，患者は自分の気にかけている問題を語りやすくなることが明らかにされてきている（Goldberg et al., 1993；Maguire et al., 1996）。

患者を促し，気にかけている問題を語ってもらうようにする技術
- 言語的な手掛かりに気づき，それを調べる
- 非言語的な手掛かりに気づく
- 話の方向を定めた上で，自由に話をしてもらう
- 開かれた質問から閉じられた質問へ
- 視線を合わせ，保つ
- 思いやりをもつ
- 知識と経験を踏まえ心情を推察する

- 要約する
- 話し合う
- 患者が話すのを制する
- あいまいな点がないようにする

◻言語的な手掛かりに気づき，それを調べる

　愁訴について質問していくにつれて，患者は，その愁訴の性質やそのせいで生活に生じた支障について，重要な手掛かりを言葉で与えてくれるだろう。そのときただちに，それに気づき，それをもっと調べるようにして応答するのが最も大切なことである。このようにすると，自分の述べていることに医師は確かに関心を持ってくれているのだということが患者に伝わる。

S医師：　それで，今日いらしたのはどういうことからですか。
C夫人：　膝の調子がまたひどく悪くなりました。浮腫んでとても痛いのです。膝に体重をかけることがほとんどできません。少しの距離も，だんだん歩くのが難しくなってきています。もうよくならないのではないかと心配です。
S医師：　膝が浮腫んできてとても痛く，それで歩くのが難しくて，もうよくならないのではないかと心配なのですね。
C夫人：　はい。
S医師：　膝の具合について詳しくお聞きしていきましょう。
C夫人：　はい。
S医師：　膝で，今いちばん気になっているのは何ですか。
C夫人：　痛みです。我慢できません。
S医師：　どんなふうに痛みが起こるかお聞きします。正確に言ってどのように痛みますか。

患者のそばに進み寄り，ただちにこうした手掛かりについて質問を行うことで，患者には，医師が自分の体験している辛い状況に心から関心を持っているということが伝わる。もし医師が患者に数分間話をさせたあと話を遮っていたら，医師は自分の体験の表面的な話を聞くことにしか興味はないのだと患者は考えただろう。

◇非言語的な手掛かりに気づく
患者は，多くの場合，口調や顔つきや姿勢，あるいは感情の表現を変えることで，ほかにも気にかかっている問題があることをほのめかす。このことに注意し，それに気づくことが大切である（「何か怒っておられるようですね」あるいは「気持ちが動揺しておられるようですね。どうしてなのか，お話しくださいますか」）。

◇話の方向を定めた上で，自由に話をしてもらう
重要な愁訴について話をしていても，患者は，何が起こったと考えているか，あるいはそれに伴ってどのような気持ちになったか，自分からは語ろうとしないかもしれない。また患者は，主目的の治療やその効果に関して，どのように思い，どのように感じたかを率直に話さないかもしれない。そういう場合は，患者に，医師は患者の気持ちや考えについても関心を持っているのだということが伝わるように，話の方向を定めた上で自由に話をしてもらうことを求める質問文（open directive question）[1]を用いるとよい。たとえば，患者に「最初に咳と一緒に血が混じってきたとき，何が起こったと考えられましたか」とか，「関節リウマチだということをお知りになったとき，どのように感じられましたか」とか，あるいは「治療の具合はどのように思われますか」といった質問がよいだろう。そうすれば，患者は，どのように考え，どのような気持ちでいるか重要な手掛かりを与えてくれるだろう。それが示されたときは，先に述べたように，それを見

落とすことなく，それを明確にするのがよい（「人工肛門を作る手術をすると言われてショックだったとおっしゃいましたが，そのことについてもう少しお話しくださいますか」）。こうすると，患者に，医師は，患者の辛い状況と患者の経験していることについて，心から知りたいと願っているということが伝わる。

◇開かれた質問から閉じられた質問へ
　こうして患者は医師に症状の性質について広範に示してくる。そこで医師は，患者の言う愁訴を医学的に理解するために，医師の観点から見た検討事項[2)]に関して質問を行う。

D医師：　お腹（なか）がひどく痛むということですが，どのような様子か詳しく教えてくださいますか。
S夫人：　ギューっと締めつけられるような，ひどい痛みです。痛みが起こると，手で握りつぶされるような感じです。だんだん我慢ができなくなりました。
D医師：　その痛みはどのくらいの頻度で起こりますか。
S夫人：　だんだん回数が増えてきました。今は20分から30分ごとに起こります。
D医師：　痛みがどこかほかの場所に移るということはありませんか。
S夫人：　ありません。
D医師：　吐き気はどうですか。
S夫人：　ありません。
D医師：　排便に関してはどうですか。
S夫人：　ここ3日間トイレに行っていません。

　この例では，腸に特定の身体的問題があるか否かを引き出すことを目的とした質問が用いられている。患者はそうした質問を適切なものとして受

け入れている。というのは，それは患者の主訴と関連しているからである。そうした質問を通して，患者は，医師あるいは医学生が，自分の経験してきたことに精通していることを知り，安心感を持つようになる。

◻︎視線を合わせ，それを保つ

　もし患者が自分の気にかけている問題を語ろうとした場合は，きちんと聞いてもらえた，正しく理解されたという思いを患者に持ってもらうことが大切である。面接開始時に患者と視線を合わせ，診察のあいだ適度な間隔をおいてその状態を保つことが最も大切である。患者は，医師に，診察のすべての時間，たとえばノートに書き留めているときでも，自分のほうを見ていてほしいと願っているわけではない。しかし，どんな段階であれ，何か重要なことを述べるときは，医師が自分と再び視線を合わせてくれることを期待している。そうでないと，患者は，自分の述べていることに医師は関心がないのだと考えてしまうだろう。ノートをとりながら患者と視線を合わせ続けるのは難しいかもしれないが，秘訣は，患者が何か重要なことを話しているときは患者のほうに顔を上げることである。

◻︎思いやりをもつ

　患者は，自分の状況がいくらか理解してもらえたと感じると，自分が気にかけている重要な問題や，それに関して抱いている感情をいっそう語るようになる。患者のことを理解していると患者に感じてもらえるようにするには，心から思いやりをもって，置かれた辛い状況について患者が抱いている感情をあなたも一緒に感じるようにするとよい（「健康を保とうといろいろ努力され，食事にも十分気をつけてこられたのに，心臓発作が起こってしまい，辛い思いをなさるのも無理ないですね」）。

◻︎知識と経験を踏まえ心情を推察する

　多くの医師や医学生は，それまでの知識と経験から患者がどのように感

じているか直感で分かることがある。患者が述べていることと，患者から受け取る印象とが合致しないことに気づくこともよくある。自分の推察が間違っていたら患者が怒ってしまうかもしれないと思い，推察した事柄について患者と話し合うのを避けることが多いだろうが，そういう場合は推察した事柄について話し合うようにするのがよい。患者の辛い状況をもっと理解しようとしていることが患者に伝わり，患者から感謝されることが多い。もし推察が間違っているなら，患者はそれを正そうとするだろう。推察した事柄は，患者が，必要ならば否定したり訂正したりできるように，自信なさそうにして言うのがよい。

P医師： お話ししていて，糖尿病だということをお知りになってから，糖尿病だ糖尿病だとおっしゃるばかりで，何も対処してこられなかったように思われますが。
M夫人： ええ，そうなのです。気が動転しています。祖父のように目が見えなくなるのではないかとても心配なのです。

◇要約する

　大切なことは，患者が自分の話をきちんと聞いてもらえたと感じ取ることである。患者の訴えを要約し，繰り返して言うと，医師が話をきちんと聞き取ったということが患者に伝わる。またそのようにすると，医師が患者の述べたことを誤って理解している場合は，訂正の機会を患者に提供することになる。

M医師： あなたがとても心配されているということが分かりました。頭痛が起こるようになって脳腫瘍ではないかと心配になり，頭が混乱してきたということですね。
P氏： 単なる混乱ではありません。私を暗殺するぞという声や，誰かが母に成り済ましているという声がずっと聞こえてくるのです。

◇話し合う

　第2章で述べたように，医師は，病気や治療のある側面について患者に話すと患者は過度に思い悩むのではないかと恐れる。患者が気にかけている問題のある側面について患者に尋ねても大丈夫かどうか，言い切ることはできない。そうするのではなく，話し合っているうちに辛すぎて話せないようなことが話題になるかもしれない，ということを患者と話し合っておくのがよい。このような話し合いは誠意をもったものでなければならない。また患者に，もしある話題について話をしていてひどく辛いと感じるならば，話したくないと言ってもよい，ということを告げておくとよい。

P医師：　あなたは，お父さんが亡くなられてから，喘息の発作が何度も起こるようになったとおっしゃいましたね。
A嬢：　父が亡くなるまで，発作なんて経験したことがありませんでした。けれども，この半年間，頻繁に起こるようになりました。
P医師：　お父さんが亡くなられた時の様子をお話しくださいませんか。

　もし患者がそうしたくないと言うなら，P医師はこれを受け入れ，患者が次に話したいと思っていることは何か確認するとよい。

◇患者が話すのを制する

　気にかけている問題について患者に話をしてもらうのは，それほど難しいことではない。しかし話が核心を外れないようにし，時間を無駄に費やさないようにするのは，かなり難しいことが多い。そこで，医師が尋ねた重要な事柄については十分に話をしてもらえるよう配慮する一方で，話が長時間に及ぶことのないように，また話が核心を外れることのないように患者を制することが大切である。患者は，そうするよう促されると，もっぱら気にかけている重要な問題について述べるようになるだろう。

　面接開始時に医師は患者に，これから自分がすべき大切なことは，患者

は現在どのような問題に困っているか，それを知ることであると説明するのがよい。もし患者が関係のないことを話し始めたら，そのことに気づかせてもよい（「おもしろいお話ですね。でもあなたが現在気にかけている問題を理解するのに関係ありますか」）。

そのように遮ると患者は機嫌を悪くするのではないだろうか，このように心配になるかもしれない。確かに社交的な会話ならばそうであろう。しかし患者は，たいていこの話題の引き戻しを歓迎する。というのは，そうすると患者に，医師は患者の現在気にかけている問題を理解したいと思っているという，そういう願いが伝わるからである。強迫的な性格の患者は，詳細に長々と話をすることにこだわるかもしれない。そのような場合でも，話を核心から外れないようにし，割り当てられた時間帯のなかで面接を済ますようにするのがよい。そういう患者は，正式な制限時間内できちんと話をしようと速度を上げて話すことがよくある。

◇**あいまいな点がないようにする**

患者は，とりわけ病気で苦しんでいるとき，あいまいな情報を述べる傾向が強い。そういう場合は，悪いのはどこで，どのような治療が必要か正確に判断するのに役立つから，情報は正確に述べてほしいと患者に言うのがよい。患者の提供した情報に矛盾がある場合や不確かな箇所がある場合は，ただちに確認する。たとえば，「症状が始まったときのことについてまだよく分かりません。間違いのないようにしておきましょう」というように言うとよい。また患者が自分から進んで述べた症状について，的確な具体例を聞くのも役に立つ（「意識がなくなることがよくあるとおっしゃいましたが，そんなときどのようになるのか正確に説明してくださいませんか」）。

患者が自分の気にかけている問題について語るのを妨げる行動を避ける

> 患者が自分の気にかけている問題について語るのを妨げる医師の行動
> ・早まって助言する
> ・早まって安心させる
> ・閉じられた質問
> ・誘導する質問
> ・狭い焦点

　第2章で述べた，早まって助言したり，早まって安心させたりするという行動のほかにも，患者が自分の気にかけている問題を語るのを妨げる行動がある (Goldberg et al., 1982 ; Maguire et al., 1996)。

◻ 閉じられた質問

　「はい」あるいは「いいえ」という返答のみを求める質問は，病歴聴取においては不可欠なものであると一般には教えられている。しかし，それは，患者が自分の気がかりを語るのを妨げる。「お小水に関して何か困っていることはありませんか」とか「睡眠に関して何か困っていることはありませんか」といった質問も一般的には「はい」とか「いいえ」といった一語の返答で終りやすく，患者はたいていそれ以上詳しくは述べないだろう。

◻ 誘導する質問

　誘導する質問とは，特定の回答を誘い出す質問のことである。たとえば，外科医が手術後，患者に「すべて順調でしょうね」と尋ねると，患者は，

順調とは程遠く,深刻な合併症が起こっている場合でも,そのことを言い出しにくくなる。

◻狭い焦点

　もし医師が病歴聴取の最初の段階で身体面のみに焦点を当てると,患者は,この医師は身体面にしか関心がないのだというように見てしまう。同様に,もし医師が精神面のみに関心を示すと,この医師は身体面には関心がないのだというように患者は見てしまう。

患者の気にかけている問題がはっきりしたら何を行うか

◻要　約

　いったん患者の気にかけている問題が引き出され,患者の身体面を(必要に応じて精神状態も)診察したら,患者が気にかけている主要な問題について要約するのがよい。

D医師：　正確に理解しておきたいので確認させてください。あなたが一番気になっていることはお腹の痛みで,お父様と同じように大腸癌ではないかと不安になっていらっしゃるのですね。過敏性大腸として処方された薬は効かなかったので,癌に違いないといっそう不安になったのですね。
S夫人：　はい。

◻広範に探る質問

　こうした手法をすべて用いても,依然として患者は重要な気がかりを述べないことがある。そういう場合,確認のため,広範に探る質問を行うとよい(「あなたが述べられたこと,その原因と考えられること,そして検

査で分かったことについてご説明したいと思いますが，その前に，何か付け加えておきたいと思うことはないか確認させてください。そのほかに気になっていることはありませんね」）。

◇説明と終了

　第1回目の病歴聴取後，患者に言うべき確かな情報を持っていないという状況のことがよくあるだろう。そういう場合，患者に，そのことと，さらなる検査が必要だということを偽らずに伝えることが大切である。

D医師：　もうわずかしか時間が残っていません。この残りの時間で，何が起こったと考えられるか，次に何をするか，ご説明したいと思います。よろしいですか。
S夫人：　はい。是非知りたいです。
D医師：　おっしゃる通り，前の先生は過敏性大腸と考えて治療されました。しかし効果は見られず，体重の減少や出血が始まったということですね。これからまずしなくてはならないのは，X線検査と血液検査を何回か行って大腸がどうなっているか調べることです。
S夫人：　わかりました。癌だと思われますか。
D医師：　あなたのお父さんに起こったこととあなたの症状の様子のことを考えると，その可能性はあります。ただ検査をするまでは何とも言えません。ですからできるだけ早く検査をすることが大切です。
S夫人：　はい。
D医師：　そのほかに何かお知りになりたいことはありませんか。
S夫人：　いいえ。検査をして，どうなっているのか知りたいだけです。

　面接を終了しようとする際，たとえば「それでは，このへんで終わりに

したいと思います。よろしいですね」というように，はっきり言うことが大切である。また最初に取り決めていた時間内で終るようにするのがよい。こうすると，患者は，医師の持っている時間を適切に用いるべきだということを知る。そうしないと，重要な事柄が最後になって語られるようになり，患者は時間の延長はいつでも可能であると考えるようになってしまう。この策略にはまると，次の患者に提供できるあなたの時間は短くなってしまうだろう。これでは明らかに不公平である。どの患者にも公平に時間を割り当てるのがあなたの責務である。患者に提供することになるかもしれない情報の内容と量をどのように決定するかについては，次の章で述べることにしよう。

要　約

　患者に面接の目的を忘れずに説明すること，使える時間を取り決めること，ノートをとること，このようにすると，患者は自分の気にかけている重要な問題を語りやすくなるだろう。そしてさらに，患者が語るのを促すことが知られている個々の面接行動をとり，また抑制作用をもつ行動を避けるならば，ほとんどの患者は，現在気にかけている問題のすべてではないとしても，多くを打ち明けてくれるだろう。もし患者が述べたことを要約し，取り上げなかった問題がないか確認しておけば，重要な問題が語られずじまいになってしまうという危険性は最小限に抑えられよう。

■文　献

Bensing, J.M. and Sluijs, E.M. 1985 : Evaluation of an interview training course for general practitioners. *Social Science and Medicine* 20, 737-44.

Goldberg, D., Steele, J.J., Johnson, A. and Smith, C. 1982 : Ability of primary care physicians to make accurate ratings of psychiatric symptoms. *Archives of*

General Psychiatry 39, 829-33.

Goldberg, D.P., Jenkins, L., Millar, T. and Faragher, E.B. 1993 : The ability of trainee general practitioners to identify psychological distress among their patients. *Psychological Medicine* 23, 185-93.

Maguire, P., Faulkner, A., Booth, K., Elliott, C. and Hillier, V. 1996 : Helping cancer patients disclose their concerns. *European Journal of Cancer* 32 A, 78-81.

Stewart, M.A. 1995 : Effective physician-patient communication and health outcomes: a review. *Canadian Medical Association Journal* 152, 1423-33.

Thompson, J.A. and Anderson, J.L. 1982 : Patient preferences and the bedside manner. *Medical Education* 16, 17-21.

第4章
情報を提供する

はじめに

　これまでの2章で，医師は，有効な治療をなすためには，患者が現在抱えている症状と気がかり，そしてそれらが家族や日常生活に及ぼしている影響を見定めることができなければならないということを述べた。と同時に，医師は，患者に，その病気や治療や予後に関する情報や助言を，患者が正確に理解するとともに記憶し，適切に行動できるように，与えることもできなければならない。
　患者は，医師から適切な情報が提供されたと感じ，その上，支えられている，また理解されていると感じるならば，医師の助言や積極的治療によく従うであろう（Stewart, 1995）。

目的
本章の目的は，以下のことが可能となる面接のやり方について説明すること
・患者が提供を求めている情報の量と内容を決定する
・患者が，細大漏らさずまた正確に理解するとともに思い出せるように説

明する
- 患者が病気をどのように考えているかを把握し，それに基づいた説明を組み立てる
- 患者が直面している問題に関して医師と患者とで共通の理解に達し，今後の計画を立てる際に患者を参加させる
- 信頼に満ちた支持的な医師－患者関係を育てるために，面接のこの情報提供段階を用いる

これらの目的について考察する前に，臨床現場における情報提供に関する諸問題について考察を加える必要がある。

◇情報提供に関する問題

上で概要を示した目的が達成されることは，現場ではそれほど多くない。というのは，情報提供の段階で，不十分な配慮しか払われないからである。経験ある医師は，患者が知りたがっている事柄を想定し，情報を画一的に提供する傾向にある。このようなやり方は，患者個々によって，知りたいと願う診断や治療や予後に関する情報が異なるということを軽視するものである。たいていの医師は，患者が求めるのは，提供される治療とおそらくは副作用そして合併症についての情報であろうと推定する。しかし実際には，患者が求めるのは，診断名は何か，原因は何か，どんな問題が生ずるか，そして予後はどのようなものかについての情報であることが多い (Meredith et al., 1996)。

医師が患者を診察する様子を直接観察した結果，医師は患者が理解できない医学用語を使うことが多く，提供した情報を患者が理解したのか否か確かめないことが見いだされている。したがって，患者は医師が提供した情報の，平均しての話だが，わずか50％しか思い出せないといっても驚くには当たらない。薬剤を処方された患者のうち，指示通りに服用した者はわずか約50％で，減量や運動量といった行動の変更に関する指示に従

った者はさらに少数である。

◇若手医師の力量

　ある研究において，若手の医師40名がそれぞれ3名の患者に対して病状を把握するために面接を行った。面接後，各医師には身体面の諸検査の結果と診断名そして予後が知らされ，さらにそののち各医師は再度患者と会い，得られた所見に関して10分間話し合った。話し合いの様子はビデオ・テープに録画され，そして評価された。その結果，患者に単に診断と治療について簡単な説明を行っただけの医師が大多数を占め，検査結果や，考えられる原因や，予後についてまで言及した者は少数であった。さらに，患者の考えや期待を聞き取り，それを考慮して説明を進めた者はごく少数であった（Maguire et al., 1996)[1]。

　若手医師の面接のお粗末さは衝撃的なものであった。これらの医師のうちで，系統だったアプローチをとって情報と助言を提供した者はほとんどいなかった。彼らの大多数は，面接を，患者から聞き取った病状の要約や，これから診察の情報提供段階に入るという説明からではなく，検査結果の説明から始めていた。彼らの面接は，患者に充足感をもたらし，医師が提供する助言や治療の順守率を高めることが分かってきている手法——つまり，患者の病状認識と，これからの治療に対する期待とを考慮して助言を与え，そして診断と治療に関する情報がきちんと理解され受け入れられていることを確認するという手法——からするとはなはだお粗末なものであった。

　患者は医師が提供した情報や助言に対してどのような気持ちを持ったか，それが話し合われることはほとんどなかった。こうした傾向，つまり，患者は自分の病苦をどう考えているか，それを患者に尋ねるのを厭わしく思う傾向は，面接における情報を引き出す段階で心理面や社会面を尋ねるのを避ける傾向と同じものである。こうした若手医師が誰一人として，医学校での教育において情報提供技術の訓練を受けてはいないことを考えると，

以上の現状は驚くには当たらない。

情報を提供する際に忘れてはならないこと

◻患者が何を知りたがっているのか見極める

> 4段階で行う
> ・患者は自分の病気をどのように考えているか，またその病気に関してどのような経験があるか尋ねる
> ・患者にどのようなことを知りたいか尋ねる
> ・そのほかに何か知りたいことはないか尋ねる
> ・患者が知りたいと思っている事柄を要約して伝える，また提供した情報を患者が理解しているか尋ねる

患者は自分の病気をどのように考えているか，またその病気に関してどのような経験があるか尋ねる

　いったん患者が抱えている症状をすべて聞き取ったら，面接における情報提供の段階に進む前に，その聞き取った症状を要約して患者に伝え，自分が正しく理解しているか確認することが大切である。

　たとえば，ある医師は次のように言って要約して，情報提供の段階に進んだ。「小便が近くなって，喉が乾いて疲れやすくなってきた，とおっしゃいましたね。これらの症状の原因は何だと考えられますか」。患者は糖尿病だと思うと答えた。医師は，その可能性があるが，まず診察を行い，それから尿検査をする必要がある，と述べて応じた。身体の診察で異常は認められなかったが，検査の結果，尿から糖が見いだされた。

　医師はついで，尿からいくらか糖が出たと説明し，糖尿病だと思われるが，さらに検査が必要であると言った。話を先に進める前に，医師は，周りの人で糖尿病になった人はいますかと尋ねた。彼女は，父親が糖尿病に

なり，血糖コントロールのためインスリンが必要だったことを明かした。不幸なことに，彼女の父親は治療をあまり守らず，重篤な合併症を来した。その合併症には左足の壊疽も含まれており，結局，彼は足を切断しなければならなくなった。その手術から時を経ずして彼は脳卒中になり，死に至った。

　医師は，思いやりをもって，「そうですか。糖尿病の可能性があると言われると，さぞかし耐えがたい思いでしょうね」と言って返した。患者は父親のように糖尿病になるのではないかとずっと心配してきたが，自分が注意すればひどくはならないと考えており，どんな助言でも守るつもりであると答えたのであった。

患者にどのようなことを知りたいか尋ねる
　次に，患者に，何か知りたいことはないか尋ねるとよい（「これから糖尿病という診断とその進行度を確かめるためにいろいろ検査をしますが，その検査についてお知りになりたいですか」）。

そのほかに何か知りたいことはないか尋ねる
　検査について説明し，その検査の必要性を患者が正確に理解していることを確認し，そして検査にかかる時間について述べたのちに，そのほかに患者が知りたいと思っていることはないか尋ねるとよい（「そのほかに，何か私に聞いておきたいことはありませんか」）。このようにすると，病気はどの程度治るだろうかとか，どの程度抑えられるだろうかといった質問が飛び出してくることがよくある。患者が自分から何か質問してきたような場合であっても，それに対して情報や助言を与える前に，患者に対して広範に探る質問をあらためて行い，患者が知りたいと思っている事柄はほかにないか確認することが大切である。

患者が知りたいと思っている事柄を要約して伝える，また提供した情報を患者が理解しているか尋ねる

ついで患者が知りたいと思っていると考えられる事柄を要約するとよい。「そうすると，あなたは，これからどのような検査が行われるのか，そして検査はどのように進められるのか，このようなことを知りたく思っていらっしゃるのですね。それから，これは糖尿病だと決まった場合の話ですが，糖尿病の進行を抑えられるか，またお父様が苦しまれたような合併症を予防することができるか，どのような治療が行われるか，そういうことも知りたいのですね。私に聞きたいことはもうないとおっしゃいましたが，それでよろしいでしょうか」。

それから，最も重要なものから情報を提供できるよう，知りたいことに優先順位をつけてもらうとよい。

患者がきちんと理解しているか，次のように尋ねて確認するのがよい。「検査が必要なこと，病気をコントロールできる程度，それから治療について，これまで説明してきましたが，どのくらい理解できたか教えてくださいますか」。

細大漏らさず思い出すとともに
理解することができるようにする

- 論理的順序に従って説明する
- 情報を分解し，異なるカテゴリーに分けて説明する
- 医学用語を避け，簡易な言葉を用いて説明する

説明したことを患者が細大漏らさずまた正確に思い出すとともに理解することができるように情報を提供するとよい。検査，考えられる診断名，治療，合併症，そして予後についてどの程度情報を提供するかは，どの程

度診断が確実かによって決まる。論理的順序に従って説明することが大切である。

論理的順序に従って説明する

検査に関するあなたの考えから始め、ついで考えられる診断名、治療、合併症、予後の順で話し合っていくことが大切である。これらをそれぞれどの程度詳しく述べるかは、どの程度診断が確実かによって決まる。乳癌の再発の可能性がある場合、次のように進めるのもよいだろう。

B医師： 乳癌と診断されたのはちょうど1年前ですね。いま右の腰のあたりにひどい痛みがずっとあって、だんだんひどくなってくるということですね。それで、癌が再発したのではないかと心配になられたということですね。右の腰のあたりには骨関節炎があって、もし癌でないなら良くなっていったはずだとあなたも私も考えているわけです。ただ、すぐ結論を出すのは困難です。まずしなくてはならないのは、X線検査を行って、右の腰のあたりがどうなっているのか確認することです。よろしいですね。
J夫人： おっしゃるように検査をお願いします。癌が再発したのではないかと心配でたまりません。はっきりしないと心配です。
B医師： 至急、骨シンチスキャン検査が受けられるよう手配しましょう。検査結果が届いたら、ただちに連絡しますから、おいでください。そのとき、検査結果と今後予想されることについて話し合うことにします。よろしいですね。
J夫人： はい。お願いします。

情報を分解し、異なるカテゴリーに分けて説明する

医師がある男性患者を喘息と診断したとき、医師は続けて、患者の認識は正しいと、あらためてはっきり伝えた（「あなたのお考え通りでした。

喘息だということが分かりました」)。

　そして医師は，患者に喘息だということが分かってどのような気持ちでいるか尋ねた——この対応は適切なものであった。患者は，医師から喘息を抑えることは可能だと聞いているので心配していないと答えた。彼は，家庭医から「神経」に問題があると言われていたので，喘息と聞いて安心したと自分の気持ちを率直に述べた。当時，彼は解雇される恐れがあってストレス状態にあったのだが，彼は家庭医の言うことを信じていなかった。

　患者は依然として気に病んでいるようなので，医師は，彼の喘息は抑えることが可能であろうと念を押した。そして，次のカテゴリーの話題に移ることにした。医師は，「これから，あなたが同意すればの話ですが，まず喘息の状態を説明し，次に治療の進め方と治療によって生ずる利益と不利益，最後に短期的および長期的な生活や仕事の見通しについて話し合いたいと思います。この順序で進めていってよろしいですか」と言った。そして医師は，病気である喘息の状態に関して適切な情報を提供し，次の話題に移ろうとする前に，説明したことを患者が理解しているか確認した。「次に治療の進め方の説明に進んでもよいですか。それとも喘息についてほかに何か聞いておきたいことはありませんか」。このように異なるカテゴリーの情報を提供するとき，医師は，そのつど患者が覚えておく必要のある要点を強調するのがよい。この患者の場合，医師は予後に関して次のように述べた。「喘息を抑えることが可能かと気に病んでいらっしゃるようなので，はっきりお伝えしておきます。あなたの喘息は，相応しい薬を使えば十分抑えられます」。

医学用語を避け，簡易な言葉を用いて説明する

　簡潔な言葉で情報を提供し，医学用語は使わないようにするとよい。医学用語が使用されると，患者はその言葉の意味を医師に尋ねるのを躊躇するかもしれない。その結果，病状について重大な誤解を残したまま診察が終わることになりかねない。図式（ダイアグラム）形式の視覚的な情報や，書き物になっ

た情報や指示を歓迎する患者もいれば，そうでない患者もいる。そこで，次のように述べて話し合うことが大切である。「この情報を，小冊子や図式，あるいは何かそのほかのやり方でお示ししましょうか」。場合によっては，オーディオ・テープあるいはビデオ・テープで提供することを考えてもよい。ただし望まない患者にそのような理解補助器材を押しつけてはならない。疾患や予後について詳細に知らされることを，とりわけ予後が不良な場合，望まない患者もいるのである。

共通の理解に到達する

　患者が置かれた辛い状況と，これからなすべき事柄について，あなたと患者とが合意して共通の理解に達するようにするとよい。その際，患者は病気のことをどう考えているか，治療についてどう考えているか，こうした患者の思いが十分に理解されていることが大切である。

A医師：　ご兄様とお父様が心臓発作を起こされたことから，胸の痛みは狭心症だと考えているとおっしゃいましたね。それで胸の痛みのことを恐れていらっしゃる理由が分かりました。つまり心臓発作で死ぬのではないかということですね。けれども狭心症ではないと思います。症状の様子と，それが起こるときの状況を考えますと，あなたの症状は胸焼けによる可能性がきわめて高いと思われます。

J夫人：　よかった。狭心症ではないかとびくびくしていました。

　そうした説明を与えたあとで，たとえJ夫人の場合のように感情反応が明快で見通しが明るい場合であっても，質問をいくつかしたり，患者がどのような思いでいるか明確にするよう求めたり，患者が述べたことに疑問を挟んだりして，対話が深まるように積極的に誘うことが大切である。そ

れで「私が述べたことで，何か質問はありませんか。取り上げていないと思われることはありませんか」と尋ねるのもよいだろう。こうすると，患者は，医師に質問をするのは正当なことと受け止め，言われたことについて不安を抱えたままになってしまう危険性は最小限に抑えられる。

患者が知りたいという信号を出した事柄に対して，どれほどうまく情報を提供したとしても，患者が怒ったり，イライラしたり，悩み憂えたりすることがあるかもしれない。そういう場合，患者の気持ちをありのまま認め，探るのがよい。それを次の例で示そう。

S医師： ご説明したように，椎間板の状態がひどく悪くなっています。これから数週間，定期的に理学療法を受ける必要があります。
L氏： （困った様子で）できるかどうか確信が持てません。
S医師： 私の言ったことでお困りのようですが，よろしければ，どういうわけなのか教えてくださいませんか。
L氏： 2年間失業していて，いま新しい仕事に就いたばかりなのです。雇い主は，従業員が仕事を休むことにえらく厳しいです。働かないと，経済的に立ち行かなくなってしまいます。椎間板の悪いところを治すのに，何かほかの方法はありませんか。

医師の説明に対して患者が感情反応を明白に示さないときは，単刀直入に尋ねるとよい。たとえば，この例の場合では，「椎間板の状態がひどく悪くなっているので理学療法を受けなければならないと聞いて，どのような気持ちになりましたか」。

これから行うことを計画する

検査を決める段階であろうと，治療を計画する段階であろうと，あなたが考えていることを患者と共有するようにするとよい。こうすると，患者

の側からすれば，自分も参加しているように感じ，その結果，診察に対する満足度が高まり，医師の提供する助言に従うようになるだろう。

P医師： あなたも私も同じ考えに至ったようです。つまり，あなたはお母様を突然亡くされてから今日までの6カ月間，気持ちがとても落ち込んでいるということです。あなたは，あまりにも辛くて悲しむことができなかったということに気づいていらっしゃいます。そこで，これから2つのやり方で進めていきたいと思います。まず，うつ状態を生じさせている化学変化を打ち消す適切な薬を使って，うつ状態を治療しましょう。それから，特にあなたの気持ちに的を絞って話し合い，癒されないままになっている悲しみが和らぐようお手伝いしましょう。こういう方針についてどう思われますか。

D夫人： 憂うつで頭がおかしくなるのではないかと心配です。治療が必要だということは分かりました。先生が私の経験を理解してくれて，助けてくれそうな感じがしてホッとしています。でも母のことを話すのはできるかどうか分かりません。そうすると居たたまれない気持ちになってしまいます。母と私はとても仲が良くて，困ったことがあったらいつでも母に頼ってきたのです。

P医師： お母様を亡くされたことがとても辛くて，そのことを話せないかもしれないと心配していらっしゃることは分かりました。今しなくてはならないことは，どのように進めるかということについて話し合うことです。あなたはうつ状態のせいで悲観的になっていらっしゃるわけですから，抗うつ剤と呼ばれる薬を飲んでうつ状態を和らげることに集中したいと考えます。うつ状態が治まってきたら，お母様を亡くされたことについて話し合えるようお手伝いしたいと思います。それでよろしいですか。

D夫人： はい。まずうつ状態が治まらなくてはなりませんね。そのあと

で，母のことを話すことに取り組むことができればと思います。

　このようにして，あなたの考えていることを患者と共有したとき，患者はあなたの提案に満足していないことが明らかになるかもしれない。そういうときは，なぜあなたの提案に患者は不満足なのか，その理由を探り，もし別の提案をするような場合は，その理由を考慮に入れて提案を練るとよい。もし，あなたが正しいと強く考えるにもかかわらず，その推奨した治療方針を患者が拒否するような場合は，あなたの気がかりを相手に伝え，対決的ないしは攻撃的になることなく，それによってどのような結果がもたらされるかを説明することが大切である。たとえば，「いま，この薬を飲むことに気乗り薄だということが分かりました。けれども，それを飲まないと，胃の痛みはなくならないと考えます。実際問題，もっと悪化していくと考えています。うまくいくかどうか2週間だけ薬を飲んで様子を見て，あなたの薬に対する考えが変わるか見てみるというのはどうでしょうか」と言うのもよいだろう。

　薬剤を提供するとき，いや，どのような治療方針についても言えることだが，利益と不利益について話し合い，そのことを患者が理解しているか確かめ，治療方針に対する考えを確かめ，あなたの助言を患者が受け入れるのを妨げる障壁がないか見定めることが大切である。

N医師：　大腸癌だということを知ってからひどいうつ状態になられたのは間違いありません。癌だと知ったことによるストレスで，脳のなかで化学変化が引き起こされたのです。あなたの脳は，本来の化学物質を正常なときほど作ることができない状態にあります。そこで，その状態を変えてみるために抗うつ剤を処方したいと思います。それでいかがでしょうか。

M氏：　そのことについてあまり乗り気ではありません。

N医師：　どうして乗り気ではないのですか。

M氏： それは，薬への依存が生じる精神安定剤ではないのですか。
N医師： 薬を飲むことに乗り気ではない理由はほかにありますか。
M氏： それは「爽快薬（happy pill）」[2]として作用するのではないですか。飲むのを止めたら，元の木阿彌になってしまいませんか。
N医師： それは精神安定剤なのかという最初の質問ですが，それは精神安定剤ではありません。作用が違います。あなたのうつ状態を生じさせている化学物質の混乱を元通りにする薬です。以前の状態に戻してくれます。合成覚醒剤の作用もありません。薬を飲むのを検討してみる気はありませんか。
M氏： 分かりました。
N医師： それでは，あなたの場合どの薬を用いるか，副作用としてどのようなものがあり得るか正確にご説明したいと思います。

　治療方針を示すとき，患者に頼れる人がいるか，そして患者は誰が力になってくれると考えているか確かめることが大切である。上例の場合，医師は「あなたが薬を飲むことになると，奥さんはどのように感じられると思いますか」と言って尋ねるとよかったろう。そうしたら患者は「妻は，私が治療を受けることを強く望んでいます。妻はきっと力になってくれると思います」と答えたかもしれない。

　検査について説明するとき，患者はどのような検査かを正確に理解しているか，また過去に自分自身を含め周りにそうした検査を受けた者がいないか確認するとよい。そうしないと検査に関する重大な気がかりが見逃され，不必要な不安や憂苦が生じたり，さらには検査拒否が起こったりするかもしれない。

B医師： お話ししましたように，あなたの症状は狭心症によるものです。あなたのご家族に心臓病の人がいることを考えますと，血管造影検査を行って冠状動脈の状態を調べる必要があります。どの

	ような検査かご存じですか。
R氏：	血管に染料を入れて，X線のようなもので心臓がどうなっているか調べるものです。ただ検査が怖いです。
B医師：	どうして怖いのですか。
R氏：	麻酔を受けることです。目が覚めないのではないかと不安です。
B医師：	どうしてですか。
R氏：	2年前にヘルニアの手術を受けたとき，目が覚めるのにまる1日以上かかり，病院の人から麻酔に掛かりやすい体質だと言われました。
B医師：	あなたが抱いていらっしゃる不安について麻酔科医といっしょに話し合ってみることにしますか。

　医師は，検査に伴って副作用が生じる可能性について偽ってはならない。そして患者にそのことについて納得しているか確かめるとよい。医師はまた，検査の相対的な利益・不利益についても患者に説明するとよい。そして，提案したことについて何かさらに疑問はないか患者に尋ねるとよい。

選択肢を提供する

　ときに，患者に提供する治療に関してどちらがよいとも言えないような選択に迫られることがある——たとえば積極的介入かそれとも経過観察かといったようなことである。患者が望むならば，それぞれの治療方針の相対的利点を隠し立てせずに患者に説明するとよい。そして，どちらを選択するか，あるいは医師に任せるか尋ねるとよい。ごく少数だが，医師にお任せという患者もいる。しかし大多数の患者は，治療方針の決定に関与できたと感じると，心理的に良好となることが多い。選択が不可能な場合は，どうしてそうなのか説明するとよい。

　自分では治療法を選択できずにある治療を受け，しかし自分が受けたの

とは別の治療法のほうが良かったのにと思っている場合は、患者は心理的にうまくいっていないことが多い。たとえば、乳癌の治療のため乳房切除術を受けたある女性が、ボディ・イメージに深刻な問題を来した。彼女は自分の姿を見るたびにひどく落ち込んだ。彼女は自分の姿を夫に見せようとせず、体型を隠す衣服を着るようになった。そもそも乳房を切除しなければならないと言われたことで怒りを抱いていた。のちに、癌が初期でリンパ節に転移していなかったので、放射線治療を受けて術式を広範囲局所切除術（wide local excision）にすることも可能であったということを知った。彼女はだまされたように感じ、乳房を失ったことに対して無念の気持ちを強く抱いていた。

習慣を変えるよう助言する

　ときに、病状管理のため患者にその生活習慣を変えるよう――たとえばタバコやお酒や食事の量を減らすよう――助言しなければならないことがある。そういう場合、まず患者の生活習慣や、それについての信念や、患者の文化的背景や、そうした習慣を変えることに対する態度について、それらがどのような利益や不利益をもたらすと考えているかという観点で探るとよい。習慣を変える能力についての自信（つまり自己効力感〔セルフ・エフィカシー〕）の程度と、どのような結果が得られると考えているかということ（つまり効果期待）について評価することが大切である。自己効力感が低く、効果期待がマイナスならば、習慣がうまく変わる見込みは乏しい。

　患者には、隠し立てすることなく次のことを突き付けなければならない。すなわち、習慣を変える必要があるということ、そして習慣を変えないと医学的問題が生じるということである。変化への態勢〔レディネス〕――つまり、ただ変えようと思っているだけか、確実に変えるために役立つ一歩を積極的に踏み出そうとしているか、あるいは、どのような段階を踏めばよいか検討し、その段階を進んでいるか――を確認するとよい。

要　約

　手を尽くして患者が抱えている症状をすべて聞き取ったら，患者はどのような症状に困っているか，そしてその症状ないしは病気をめぐって患者はどのような経験をしたかを医師が正しく把握していることを患者に示し，と同時に患者はどのようなことを知りたいと思っているかも正しく把握していることを示し，ついで，情報を患者に提供したら，患者の示す感情反応に鋭敏になり，もし感情反応が示されたならばすぐ応答し，そして必要に応じて，治療に関する意思決定や選択に患者を参加させるのがよい。このようにすれば，患者は満足感を覚え，医師が提供する助言や治療によく従うようになり，また医師に力になってもらっている，気づかってもらっているというように感じるようになるだろう。

■文　献

*Maguire, P., Booth, K., Elliott, C. and Jones, B. 1996 : Helping health professionals involved in cancer care acquire key interviewing skills—the impact of the workshops. *European Journal of Cancer* 32 A, 1486-8.

Meredith, C., Symonds, P., Webster, L., Lamont, D., Pyper, E., Gillis, C.R. and Fallowfield, L. 1996 : Information needs of cancer patients in west Scotland: cross sectional survey of patients' view. *British medical Journal* 313, 724-6.

Stewart, M.A. 1995 : Effective physician-patient communication and health outcomes: a review. *Canadian Medical Association Journal* 152, 1423-33.

*次の文献の誤記と考えられる（訳者注）。Maguire, P., Fairbairn, S. and Fletcher, C. 1986 : Consultation skills of young docors: II—Most young doctors are bad at giving information. *British medical Journal* 292, 1576-8.

第5章
家族と面接する

はじめに

　家族に効果的に支えられると，患者は病気や治療にうまく立ち向かっていける。また不必要な医療サービスの利用が最小限に抑えられ，提供された助言や治療がもっと守られるようになり，結果的に病院ではなく在宅での生活が可能になるかもしれない。そうすると患者は心理的にうまくやっていくことができ，不安や抑うつを来す危険性が減少することになるだろう（Baider et al., 1996）。

目 的
本章で述べるのは
・支えられるということに含まれる中心的要素
・家族が患者を支える能力に影響を与える要因
また本章で光を当てるのは
・家族内のコミュニケーションの問題
・家族の対応を評価するやり方
・家族内における次のような難しい問題に対する対処法

> 否認
> 共謀
> 患者と家族とで異なる対処
> 歪んだ家族関係
> 家族間での意見の対立
> あれこれ要求する家族
> 子どもに告げること
> あれこれ苦情を言う家族
> 最後に，文化的背景が家族の対応に及ぼす影響について述べる

支られるということに含まれる中心的要素

> ・実際的な援助
> ・家族が役割の変化を受け入れ，それに対処すること
> ・患者に生じた変化に家族がうまく対応すること
> ・患者の抱いている気がかりについて話し合えること
> ・現実的な態度

◇実際的な援助

　困ったときは家族や友人が実際的に助けてくれる，このように感じられることが大切である。たとえば家庭医や病院に通う際に，移動を手助けしてくれる人が必要になるかもしれない。家に幼い子どもや衰弱した高齢者がいるならば，患者が家を離れるとき，彼らの面倒をみてくれる人が必要になるかもしれない。

◇家族が役割の変化を受け入れ，それに対処すること

　病気や治療が長期に及ぶ場合，家族が患者の役割を肩代わりしなくてはならなくなるかもしれない。患者が重病ないしは身体不自由な場合，通常の家事をこなすことができないからである。揉めることなく家族がこうした役割の変更を受け入れてくれるならば，患者は支えられていると感じるだろう。

　たとえば，ある男性が重度の冠動脈疾患を患い，医師から，仕事を止めてのんびり暮らすよう助言された。彼は一家の大黒柱で，まだ45歳の若さであった。彼は妻と十分に話し合い，妻が一定の家計収入を確保するために仕事に出て，その状況に対処することになった。彼女はこれを進んで行い，患者の荷は大幅に軽くなった。2人の子どもはもう成人しており，彼女は危機を脱するのに役に立てたと感じた。

◇患者に生じた変化に家族がうまく対応すること

　重病で体が不自由な場合，患者はそのストレスのために長期にわたり不幸感や苛立ちを経験することになるかもしれない。そうした患者の感情反応を最愛の人が理解し，それに対して批判的に応じないならば，患者は支えられていると感じるだろう。病気や体の不自由は，患者の性的な欲求や行動に影響を及ぼすこともあろう。そういう場合も，患者のそうした変化を，たとえば配偶者が受け入れ，そうなったのは2人の情愛関係が悪化したからではないと考えていることを患者が知れば，患者は大きな支えを感ずるだろう。

◇患者の抱いている気がかりについて話し合えること

　患者が辛い状況にあって抱いている気がかりについて，親しい家族や友人と隠し立てせずに話し合うことができ，それを彼らに理解してもらえるだろうと思えるならば，患者は大きく支えられていると感じるだろう。

◇**現実的な態度**

たいていの患者は，体の不自由や病気から予期される結果に関して現実的な態度をとっている。家族が，長期的な見通しに対して不必要に楽観的あるいは悲観的な見方をしている場合よりも，自分と同じく現実的な態度をとっている場合のほうが，患者は強く支えられていると感じるだろう。

このような家族からの支えは，患者の，置かれた状況に対する心理的適応を育むのにたいへん重要な働きをするのであるが，家族が患者を支えられるのは，家族が患者の病気やその治療に伴って必要となる種々の事柄にうまく対処できている場合に限られる。したがって家族の対処能力に影響を与える要因は論ずるに値する。

家族が患者を支える能力に影響を与える要因

家族が患者を支える能力に影響を与える要因に関して考察するのは
- 周りの人が力になってくれると感じられること
- ケアの合間の休息
- 役割の変化に対する対処
- 医師からの情報に対する満足度
- 患者の心理的適応
- 否認ないしは非現実的な期待
- 共　謀
- 患者と家族とで異なる対処
- 歪んだ家族関係
- 子どもに告げることに関しての意見の対立
- 注意深く家族を評価する必要性

◇周りの人が力になってくれると感じられること

　ほかの家族メンバーや友人が実際的にまた精神的に力になってくれる，このように患者の家族自身が感じられることが大切である。また，家族も辛い状況に置かれている，家族に種々の問題が突きつけられている，こうしたことを患者そして周りの人が理解してくれていると家族が感じられることも大切である。あるいは，何か困ったことがあればほかの家族や友人が助けてくれる，家庭医や雇用主がよく理解してくれる，このような安心感を家族が持てることも大切である。

　たとえば，ある男性が，1年間定期的に妻を化学療法に連れていかなければならなくなった。彼はそのためにしばしば仕事を休まなければならなくなったが，それについて雇用主は文句を言っていた。雇用主は事情を知ってはいたが，仕事を休む必要のないほかの人を見つける可能性，つまり彼が失業する可能性をちらつかせて彼を脅した。しかし彼は妻に付き添って病院に行ってくれる誰かほかの人を見つけることができなかった。また彼は，治療に伴って生じる不快感と予後のことを案じ，自分が妻に付き添ったほうがよいとも考えていた。そのうえ妻には，治療に伴って重篤な副作用が生じていた。こうして彼は，自身の言葉を借りれば，「ほとんど耐えがたい」ジレンマに陥った。彼はうつ病の徴候と症状を来し，彼自身が援助を必要とする状態になった。

◇ケアの合間の休息

　各種の病気や身体障害のなかには，家族にケアの重荷が課せられるものもある。認知症ないしは寝たきりの患者を世話しなければならないといった場合がそれに当たる。そうした家族は，一休みしたり一息入れたりする機会をもてることが大切である。そうでないと，彼らは，患者の世話に伴う心身の労苦に次第に押しつぶされていってしまうだろう。患者のケアに過去数週間ずっと携わっていたら，患者の病気や苦難に対して悪いイメージを持ち続けてしまうかもしれない。彼らは精神的また身体的エネルギー

を使い果たしてしまい，最終的に死別を体験するときに，その喪失事態に対処できなくなるかもしれない。家族は患者への対応は自分たちの義務であり，しっかり対応していると周りから見られなければならないと考える傾向が強い。また彼らは，患者のケアを優先事項と見なし，経験している心身の労苦のことを人に話す権利はないと思いがちである。患者への対応で困っていることはないかと単刀直入に尋ねても，彼らは何もないと嘘を言うだろう。その結果，家族が抱えている実際的な労苦と，それが家族の健康に及ぼしている悪影響について医師が過小評価してしまうことがあまりにも多い。

◇役割の変化に対する対処

家族が役割を変えなければならなくなった（たとえば，育児の負担が増大した）とき，それを著しく不快に思い，しかもその役割の変更が継続する場合は，役割の変更を受け入れている場合よりも，その人自身が沈み込み，ひどい場合には不安やうつ状態に陥る危険性が高くなる。

◇医師からの情報に対する満足度

家族は，医師から提供された患者の病状や予後に関する情報に満足している場合，どういう状態にあるか疑心暗鬼になることが少なくなり，うまく患者の力になれると思えるだろう。

◇患者の心理的適応

身体不自由を伴う慢性的な病気，あるいは命を脅かす病気を患っている患者のおよそ25％から30％は，臨床水準の不安や抑うつを来すだろう。そして患者は苛立ちや絶望を抱くようになり，患者を安心させようとしても困難になることがある。家族は患者の心理が理解できず，結果的に患者とのあいだに溝が生じ，本来ならば患者に提供されていたであろう支えが提供されなくなってしまうかもしれない。また家族はそのような状況で困

り果て，家族自身が不安になったり，うつ状態になったりするかもしれない。

◇否認ないしは非現実的な期待

　なかには，患者の置かれた現実の辛い状況を受け入れようとはせず，不治の病だと告げられているときでさえも，患者の病状はそれほど深刻なものではないと言い張る家族もいる。そうした家族は治療の効果についてまったく非現実的な期待を抱いていることが多い。そしてその期待に基づき医師にあれこれ要求し，対応が困難になることがある。彼らは患者の現実を受け入れていないため，患者の気がかりを聞く気がなく，適切な対応をとることはないであろう。

◇共　謀

　患者は病状に関して本当のことを知ったら，それに対処することができない——このように家族が心から考えたとき共謀[1]が生じると言われている。そのような場合，家族は，もし患者が本当の診断名を知ったら，絶望のあまり頭を壁に打ちつけ死期が早まってしまうと考え，患者に本当のことを告げるべきではないと主張する。家族がこのような態度をとった場合，彼らは恐るべきジレンマに陥ることになる。彼らは，患者そして家族自身がこれから経験するであろう最も大事な事柄について患者と話し合うことができなくなるのである。また彼らは愛する人を欺いていることを自覚しているために，緊張感が強まっていくかもしれない。そうすると患者の力になるのは困難になる。のみならず，家族の周りの人が家族のそうした行動に強く反対しているならば，今度は家族自身が周りの人から支えられたり助けられたりすることが少なくなるだろう。その結果，不和や対立が引き起こされる可能性がある。

◇患者と家族とで異なる対処

　家族とのあいだで，病状のことをどの程度隠し立てしないかに関して大きく意見が分かれることがある。たとえば多発性硬化症のある女性は，診断名と今後の悪化の危険性とのことを自由に話題にしたいと思った。彼女は今後の病状の進行について現実的な見方をしており，悲観的でもなければ楽観的でもなかった。しかし彼女の夫は，彼女がそのことについて話をすると，ひどく不機嫌になり，話題を変えるようにと迫った。そのせいで彼女はとても怒り，夫は自分のことを気づかってくれないと思うようになった。しかし夫は，彼女のことを気づかっていたからこそ，予期される病気の進行という現実を直視するのはあまりにも辛くてできないのであった。しだいに彼は妻とのあいだに疎隔が生じたように感じ，彼女の力になれないように思った。

◇歪んだ家族関係

　歪んだ家族関係とは，重度の身体障害や病気を抱えた患者と特定の家族との結びつきがあまりにも強いために，ほかの家族が除外され，その家族が自分たちは除け者にされた，もう患者の力になれない，というように感ずるときの状態を指している。

　たとえば，13歳の息子が白血病になるまではうまく暮らしていたある4人家族があった。発病から3年後，嵐のような病気と数々の合併症に見舞われたあとで彼は息を引き取った。彼の母親は重度のうつ病になり，精神科の治療が必要になった。彼女は息子の死をひどく苦にし，「どうして私の息子なの，どうして私なの，どうして私から息子を奪ったの」と言い続けた。

　彼女にとって彼が特別な存在の子どもだったことが明らかになった。彼の誕生前，彼女は幸せな結婚生活を送り，夫と3歳の娘との仲も良かった。そういうときに息子が生まれたのだが，息子はことのほか人懐っこくかわいかった。またユーモアのセンスにも富んでいた。このため彼女は息子の

ことを無二の盟友のように思い,情愛の度を深めていった。彼女は,家族のなかで,自分に喜びと愛をもたらしてくれるのは息子だけだと思い始めた。

彼が白血病であると診断されたとき,彼女はそれを受け入れがたく思った。彼女は彼の看病に付きっきりになり,それは,息子の日々のケアを彼女にしてもらいたいとする看護スタッフの求めによっていっそう強まった。彼には頻繁な通院治療と入院治療が必要であった。彼女は常に付き添い,そのため彼との関係はますます深くまた密になっていった。その結果,夫や娘にあてられる時間は減っていき,この2人は彼女から除け者にされ,見放されたように感じた。彼が亡くなったとき,家族関係は最悪の状態になっていた。夫や娘は彼女の役に立とうとできるだけのことをしていたが,彼女は,彼らはまったく力になってくれないと感じた。愛児が亡くなったとき,彼女は息子の世話(ケア)をしたのは私だけであり,自分たち2人が夫と娘から見放されたように感じていた。

◇子どもに告げることについての意見の対立

親が重病で,そのことについてその子どもに何を言えばよいか,あるいはどこまで言えばよいか,そういったことについて決めなければならないときも,重大な意見の対立が生じる可能性がある。

◇注意深く家族を評価する必要性

家族に力添えして,患者を支えてもらい,また家庭に病気に苦しむ人がいることで生じやすい種々の問題の発生を防いでもらおうとするならば,家族がどのくらいうまく患者の病気や治療に対処しているか,また家族自身が援助を必要としているか,そういったことを評価することが必要である。また,上述したような,家族が患者を効果的に支えたり助けたりするのを妨げてしまう状況をうまく取り扱えることも必要である。

家族を評価する

> 家族を評価する主な目標は
> ・患者の病気について家族の説明を引き出すこと
> ・家族が診断や治療をどう考えているか引き出すこと
> ・家族の日常生活や気分,あるいは人間関係に支障が生じていないか確認すること
> ・ほかに何か重大な問題が家族に生じていないか引き出すこと
> ・家族の情報欲求,役割の変化への適応,また患者の適応,そして家族・患者双方の対処の様子を確認すること

家族だけと会うか,患者を交えて家族と会うか

最初に決めなくてはならないのは,家族と会う際,患者と別個に会うか否かということである。これに関しては,できるだけ別個に家族と会うのがよい。というのは,たいていの家族は,患者に苦悩を与えることを恐れ,患者がいる席では自分の重大な気がかりを明かさないからである。そこで別個に会いたいという希望を率直に述べるとよい。たとえば患者に次のように言ってもよいだろう。「いま,病気について話し合うことができ,どのような経過をたどってきたのかある程度分かりました。今度は,あなたの病気のことをご主人はどう考えていらっしゃるのか,ご主人とお会いして話をお伺いできたら助かります。どうでしょうか」。たいていの患者は,家族の人と話し合ったあとで,さらに患者を交えて三者で話し合いたいと言うと,この提案を受け入れてくれる。

取り上げる内容

まず,患者の現病歴を家族の視点で話してくれるよう家族に求めるとよ

い。そうすると家族の話と患者の話とが一致しているか否か確認することができる（「最初に，この数カ月間，奥さんの様子で何かおかしいなと気づかれたことをお聞きしてよいですか」）。この時点で，家族はどう考えているか単刀直入に確認することも大切である（「これまでのことを考えると，現時点で，奥さんの病気はどのような状態にあると考えられますか」）。ついで，家族に，そのことで家族自身にどのような影響が生じているか尋ねるとよい（「奥さんが病気になられて，あなたご自身に何か困ったことが生じましたか」）。家族の返答のなかで，日常生活や気分や人間関係への影響についての言及がないならば，単刀直入に尋ねるとよい（「こうなられて，あなたの毎日の生活に何か不都合なことは生じていませんか。気分についてはどうですか。特に落ち込んだ気分や不安がずっと続くことはありませんか。奥さんとの関係に何か問題は生じていませんか。ほかのご家族の方の生活に差し響いていませんか」）。こうすると，家族に，患者の病気や感情反応に関してのみ話し合うのではなく，患者が病気になったために家族自身に生じたことに関しても語ってよいのだということが伝わる。それから，医師は，何かそのほかに気がかりを抱えていないか確認するために，広範に探る質問を行い（「これまで話し合ってきたことのほかに，奥さんが病気になられたことに関連して何か気にかかっていることはありませんか」），そして患者を支える能力に影響を及ぼすかもしれない要因について，もしすでに家族から自発的に述べられていないならば，どのように考えているか確認するのがよい。

医師からの情報に対する満足度

「奥さんの病状や治療に関して，これまで説明してきたことについて，どのようにお考えですか」。

役割の変化

「あなたは今，ご自身の仕事に加えて家事をすべてこなさなくてはなら

ない、とおっしゃいましたね。それについてはどのようにお感じですか」。

人間関係の変化
「さきほど、奥さんが性生活に全く関心を失ってしまって、奥さんから当分のあいだ別のベッドで寝るよう言われているとおっしゃいましたが、それについてはどのように感じられますか」。

対処のやり方
「ご家族の皆さんはどのような様子なのか、お聞きしてもよろしいですか。いかがですか」。

このような質問によって、家族内に何か問題が生じてはいないか——たとえば、否認が生じていないか、共謀が生じていないか、患者と異なる対処をしてはいないか、歪んだ家族関係が形成されてはいないか、隠し立てするかしないかに関して意見が対立してはいないか——明らかにするとよい。もし何か問題が認められたら、特にそれが家族間での対立に関するものや重大な役割変更を取り決める際に生じたものならば、その内容と深刻度を探らなければならない。

最後に、家族が、語らずじまいになっている気がかりを抱えてはいないか、再確認(ダブルチェック)することが大切である(「言っておきたいと思っている気がかりはほかにありませんか。間違いないですね」)。ほかに気がかりはないか、家族はその場で結論を出しにくいかもしれない。そういう場合は、たとえば「時間をかけて考えてみたいと思われるかもしれません。私とまた話し合ってみたくなられましたら、そのときその旨おっしゃってください」というように提案すると有益である。

もし患者と家族とで対処のやり方が異なっているならば、家族に、患者のやり方をどのように考えているか尋ねることが大切である。そうすると、家族が、患者のやり方を許容ないしは尊重しているか、それとも腹立たしく思ったり批判したりしているのかが明らかになる。

難しい問題に対処する

あなたが直面するかもしれない難しい問題は
- 否　認
- 共　謀
- 患者と家族とで異なる対処
- 歪んだ家族関係
- 家族間での意見の対立
- あれこれ要求する家族
- 子どもに告げること
- あれこれ苦情を言う家族
- 異なる文化的背景の家族

◇否　認

　否認は，たいてい，あなたが家族に患者の病状をどのように考えているかと尋ねたときの，その返答のなかに見いだされる。それは，効果がないことが分かっている治療法を非現実的に要求するといった形で示されるだろう。そうした家族には，患者の病気の現実を建設的なやり方で突きつけるとよい。母を救うためになぜもっと治療しないのか，自分には理解できないと家族が言う場合，次のように答えるとよいだろう。「現実問題として，お母様の場合，化学療法をしても効かないのではないかと思います。これまで効果があるかもしれないと思っていろいろやってきましたが，効果はありませんでした。残念ですが，これ以上化学療法を行うことはできません。やれることはすべてやってみました」。家族は，ほかの治療法があるに違いないと言って反論してくるかもしれない。そのとき，あなたは家族に，その反論は誤りであるとはっきりと述べることが大切である

(「私もほかの選択肢があればよいのにと思っています。しかし残念なことに，彼女の場合，もう打つ手はないのです」)。そして思いやりを示すことが大切である (「最終段階にあることを受け入れるのは，さぞお辛いことと思います。他の治療法を提供できればよいのにと思います。ただ，打つ手はないとしか言いようがないのです」)。家族は，治療してくれる病院(センター)がほかにあるに違いないと主張するかもしれない。この場合も，家族に，そういう病院はないということをはっきり述べるのが大切である (「残念なことですが，そういう病院はないと思います。ご希望でしたら，別の先生の意見もお聞きになってみるとよいと思います。しかし，正直なところ，更に治療が提供されることはないと思います。最終段階にあることを受け入れるのはお辛いことと思います」)。家族はたいていこの時点で状況を受け入れるだろう。その後のアプローチは第6章の「悪い知らせを伝える」で述べることと同じである。

　もし家族が依然として否認を行っているように見え，たとえば妻は回復すると言い張る場合は，次の2通りの方法で反論するとよい。最初に行ってみるとよいのは，患者の病状が悪化し，治療が効かなくなってきているという事実をもとに，矛盾点を突きつけることである (「回復してきているとおっしゃいましたが，お認めのように，奥さんの体重はどんどん減ってきており，だるさもますますひどくなってきたと訴えておられます。ご主人は，この2つのことをどのように矛盾なく理解されているのか教えてくださいますか」)。このやり方でうまくいかない場合は，以下のように尋ね，否認でできあがった心の世界に，現実世界と通じる窓[2]のようなものがないか探るとよい。「奥さんが回復されるのをあなたが願っていらっしゃることはよくわかります。ただ，昼間気が張っているときばかりではなく，夜うとうとしているときふとした拍子に，それは無理かもしれないというように思われることはありませんか。」)。完全に否認の状態にあるように見える多くの家族でも，回復は無理ではないかと，一時的ではあるが考えたことがないではないと答えるだろう。そうしたら，現実について

数分間話し合い，今後予想されることについて意見交換できるか尋ねるのがよい。このようにすると，否認状態にある家族は，現実認識に向けて前進し，起こっている事柄に順応していくであろう。

◇共　謀

　医師と患者の家族とが示し合わせて患者に隠し事をすること，つまり共謀は倫理的観点から言って，あってはならないことである。英国医事委員会 (General Medical Council)[3]の指針『医師の義務：守秘義務 (*Duties of a Doctor : Confidentiality*)』には，「患者は，医師が診察，検査，あるいは治療の過程で知り得た，患者本人あるいは他者に関する情報は，これを秘密事項として保護されることを期待する権利を有する」と記されている。つまり医師には，職業上知り得た個人に関する情報を第三者に漏らしてはならないという義務があるのである。また同指針には，「職業上の行為のなかで知り得た患者や依頼人（クライアント）に関する秘密情報はすべて保護され，裁判所の命令がある場合あるいは広範な公共の利益のため公開を正当とすることができる場合にのみ，同意を得て公開する」とも記されている。つまり共謀はあってはならないのである。残念なことに，依然としてかなりの頻度で，医師が家族から，患者に事実を告げないようにと要請されることがある。こうした共謀の要請は，たいていの場合，告げられたことで苦悩する患者の姿に直面したくないという家族の願いのほか，患者への愛や，患者に過度の苦悶や苦難を味合わせたくないという願いに基づいている。しかしそれは的外れなものである。そうするとたいてい逆のことが起こるのである。共謀によって騙された患者は孤立感を深めることが多い。というのは，そうした患者は重大な事実が隠されていることに気づくからである。そして，不安や抑うつ，また症状のコントロールの不全が起こる危険性が高まる。

　共謀を行っている家族と会うとき，第一段階として行うことは，その理由を探ることである（「ご主人に本当のことを知らせないほうがよいと考

えられる理由を教えてくださいませんか」)。家族はたいてい，患者をこれ以上動揺させるのは忍びないとか，患者は病気に立ち向かう意欲をなくして壁に頭を打ちつけてしまうだろうといったように答えるだろう。この考え方に反論するのではなく，それを尊重して，「あなたの考えは正しいかもしれませんね。ずっと前から彼のことを知っていらっしゃるわけですから」と言うのがよい。ついでそうする理由がどのくらい確然としているか見極めるとよい（「どの程度確信されてそのように考えられますか」)。こうするとたいてい，家族は，患者が真実を知ると悪い結果が生じると心底思っていることが明らかになる。それに対してそれは間違いであると言って家族を説得しようとしても無駄である。そうするのではなく，次の2種類の代償(コスト)を経験したことがないか問い掛けることが必要である。すなわち，1つは愛する人に嘘をつくことの感情面での代償である（「本人には知らせないことにしようと決心されてから今日まで，気持ちの上で何か困ったことはありませんか」)。もう1つは人間関係に対する悪影響である（「本人との関係で何か困ったことはありませんか」)。こうした質問によって，たいてい，感情面で激しい緊張が増大していること，そして患者と家族のあいだに大きな溝ができつつあることが明らかになる。

　第二段階として行うことは，家族がなぜ共謀というやり方を用いているのか，その理由を要約し，その共謀によって悪影響が生じていることを家族と認め合い，そして患者本人はどのように思っているのか，それを確認するために患者と話してもよいか尋ねること（第7章参照）である。

　患者に会って確認すると，たいてい，患者は何が起こっているのかまさしく気づいていることが明らかになる。そのとき，家族と患者の双方に，患者に告げないことで生じたいろいろな問題を解決するために，医師と話し合ってみる気はないかと尋ねるのがよい。もしあなたが，たとえば夫婦と話し合い，双方が事実を知ったことで苦しい思いをしているならば，ただちにその気持ちをありのまま認め，そしてその憂苦の原因となっている事柄を特定し，可能ならばその解決を図ることが大切である。

◇患者と家族とで異なる対処

　患者と家族とで異なる対処をとっていることが明らかな場合は，早い段階で解決を図っておくことが大切である．隠し立てをしないことが望まれるが，困難な場合もあるかもしれない．というのは，家族のなかに，辛すぎて直面できないように思う者がいることがあるからである．患者の病気は重篤であるということを否認したいと思う家族の気持ちを尊重し，この否認は愛の結果であり，無視の結果ではないということを患者に伝えることが大切である．

◇歪んだ家族関係

　家族関係の歪みを直すのは困難であろう．そこで，たとえば患児のケアの負担を，病期の早い段階から分かち合うように励ますのがよい．一方の親がこれに抵抗するならば，その理由を探るとよい．そうすると，両親のうち一方が過度にかかわろうとしていることが明らかになるかもしれない．そういう場合は，そのことを直視させるとよい．おそらく，医療チームのなかで年長の人，あるいはソーシャルワーカーが最適任者である．家族のなかで，感情的水準で除け者にされていく者が出る危険性を強調しておきたい．

◇家族間での意見の対立

　家族のなかで異なる意見を主張（プロタゴニスト）する者がいる場合，可能ならば別個に会い，そのあとで家族合同の話し合いをもつことで解決を図るとよい．それでも患者の治療について反対意見を述べ続ける人がいるならば，その解決のために医療チームの別のメンバーの協力が必要になるかもしれない．そうした意見の対立は，患者が病気になる前から存在していたのか否か探るとよい．もし前々からあったならば，根本的な治療的介入がない限り，その対立を解決するのは不可能だろう．家族間での対立に介入して意味ある結果が得られるか，まず検討する必要がある．反対に，患者が病気になっ

たあとで，あるいは治療が始まったあとで，家族間で対立が生じているならば，解決策はたいてい見いだされよう。

◨あれこれ要求する家族

　なかには，患者に行われると期待していること——たとえば，提供されるケアの水準，実施される検査，提供される治療——について，あれこれ要求する家族もいる。そうした家族の場合，合理的に見て意味があるかないかという観点で，はっきりとしかし建設的に話し合うことが大切である。彼らの要求が続くようならば，彼らの要請は異例であるということをはっきり示すことが大切であり，また彼らがなぜそのようにするのか，その理由を探るとよい。たいていの場合，そうした行動の根底には強い恐怖や罪悪感があることが多い。家族はこれまで患者に大したことをしてやれなかったと自分を深く責めており，いま病院に過大な要求をすることでその償いをしようとしているのかもしれない。過大な要求は，患者が死ぬのではないかという不安からも生じることがある。これに当てはまると思われる場合は，知識と経験を踏まえ心情を推察し，次のように感想を返してみるとよい。「お話ししているうちに，あなたは心の底で，奥さんの今後の病状について不安を持っていらっしゃるような感じがしてきました」。家族が要求を怒りに満ちたやり方で表すならば，その怒りをあるがままに認め，第7章で述べるやり方を使うとよい。

　彼らの要求行動が続くならば，たとえば次のように言って，制限を加えることが大切である。「この数日で病状がどうなるか分からないとお伝えしましたが，あなたは病状を確認するために1日に何度も私に電話をかけてこられます。電話に出るために呼び出されてばかりいると，彼女のケアはもちろんのこと他の患者さんのケアにも集中できません。ですから，これから数週間，電話での問い合わせは妥当な頻度で行うよう取り決めたいと思います。よろしいですね」。

　その後も頻繁な電話が続くようなことがあっても，電話は妥当な頻度に

するという取り決めを守ろうとしなければならない。

◻子どもに告げること

　子どもが重病であることについて家族内で隠し立てがないと，家族全員は心理的にうまく対応していけることが知られている。したがって，できるだけ隠し立てをしないように勧めることが大切である。ただし，子どもが生死にかかわる重病であることをいつ他の子どもたちに言うかは，難しい問題である。お勧めする1つの方法は，家族が，子どもたちに，病人はどのような状態だと理解しているか尋ねるというものである（「この数週間，お父さんはどんな具合だと思う？」）。この質問に対し子どもがどう答えるかにしたがい，その返答の内容に沿って話を進めるとよい。これについては，第6章の「悪い知らせを伝える」において助言を述べる。もし現在のところ病状が安定しているならば，詳しい話をするのを先延ばしにすることも考えられる。病状が急変したら，子どもたちに何か質問はないかと尋ね，質問に対しては正直に答えるのがよい。

◻あれこれ苦情を言う家族

　この問題は怒りに満ちた家族に生じる事柄かもしれず，そうした家族を相手にする際は，第7章の「怒りにうまく対処する」の項で述べるやり方で進めるのがよい。苦情を訴える人が落ち着いていて理性的なときに，彼らの苦情の内容，その原因または理由，そして正確に言って彼らはそれをどのように考えているか，探るとよい。そして家族に，提供されたケアに関して不満に思っていることはほかにないか尋ねるとよい。彼らの苦情をすべて出しつくし，そして苦情の程度の強いものから対処していくのがよい。
　苦情が正当なものならば，家族に謝罪し，それについてどうしたいと思っているか尋ねることが大切である。たいていの家族は，医師や病院あるいは診療所が，真剣に再発防止に取り組むことを求めているだけである。

彼らは病院を訴えようとして釈明を求めているわけではない。正当な苦情に対して謝罪すると，訴訟の可能性は高まるどころか減少する (Levinson et al., 1997)。対照的に，防衛的になってほとんど何も説明しないと，家族の心のなかに，何が起こったのか分からないという真空の部分が残される。そこに恐怖や疑念が入り込み，訴訟に発展する可能性が高まる。

彼らが同じことを繰り返さないようにしてもらいたいと言う場合，彼らに，どのような措置を講ずればよいと考えているか率直に述べてほしいと言ってみるとよい。彼らの要望はたいてい合理的なものである。自分が苦情を申し立てたことで，再発防止のため何か具体的な措置が講じられたか，それを知りたく思うかと尋ねてみるとよい。また，いきなり苦情を処理するのではなく，家族が申し立てた苦情について詳細な記録をとり，そして申し立てた本人に，自分の不満が医師に分かってもらえたと確実に思ってもらえることが大切である。簡単な要点書きの記録は，診療記録のなかに収め，日付を入れ，署名しておくとよい。

◇異なる文化的背景の家族

患者の世話はすべて家族がしなければならないと考える文化があり，そういう家族と出会うこともあろう。そういう場合，そうした考えが患者の治療を妨げない限りは，あるいはそうした考えが家族の重荷にならない限りは，家族の希望を尊重するのがよい。そのとき，家族に，建設的なやり方で，その考え方と向き合わせ，自分たちのやり方で続けるか，それとも柔軟に対応するか，選択の機会を与えるとよい。患者には決して事実を告げてはならないと主張されることがあるかもしれない。これについては，上述したように，共謀しないことで対応するのがよい。彼らがこのように考える深い理由を探り，それを尊重することが大切である。宗教的ないしはスピリチュアルな理由からこのように考える者もいるのである。

要　約

　患者を支える上で家族は重要な役割を果たす。家族が抱えている種々の問題は，どのようなものであっても，積極的に見定め，適切な措置を講じて解決を図るとよい。さもないと，患者を支える能力のみならず，家族自身の身体的また精神的な健康が損なわれるかもしれない。

■文　献

Baider, L., Cooper, C.L. and De-Nour, K.A. 1996 : *Cancer and the family*. Chichester : John Wiley & Sons.

Levinson, W., Roter, D.L., Mullooly, J.P., Dull, V.T. and Frankel, R.M. 1997 : Physician-patient communication: the relationship with malpractice claims among primary care physicians and surgeons. *Journal of the American Medical Association* 277, 553-9.

第6章
悪い知らせを伝える

はじめに

　医師が，診察で，「悪い知らせを伝える」といった課題をどのように扱うか，それによってその後の患者や家族の心理的適応は大きく左右される。
　病気に関して適切な情報を受け取ったと考える患者は，長期的な心理的適応が良好であることが認められている (Fallowfield et al., 1990)。診断時に，情報を過剰に提供された，あるいはほとんど提供されなかったと感じている患者は，ふさぎこんだり，不安ないしは抑うつを来したりする危険性が著しく高い。したがって，医師の最初の課題は，患者は何を知る心の準備ができているかを見極め，患者が知りたくないという信号を出しているならば情報を押しつけないということである。
　悪い知らせを聞く心の準備ができているという信号を出した患者に，悪い知らせを伝えたときは，その患者が抱いている気がかりについて当人と十分に話し合う機会を設けることが不可欠である。その際，診察を受ける以前から患者が抱いていた気がかりについても話し合うとよい。というのは，彼らは徴候や症状についてずっと不安を抱いてきたからであり，またたぶんほかの人と話し合って種々の不安な情報を聞いてきただろうからで

ある。そうしたところに，悪い知らせを伝えられたことによる気がかりが加わるのである。気がかりについて話し合い，それに関しての感情を口に出して表す機会を患者に与えることには治療的意味合いがあり，患者の憂苦が緩和されることが認められてきている。たいていの患者は，自分の抱いている気がかりについて話すことができ，自分のことが治療にあたる臨床医に理解してもらえたと感じるならば，その気がかりが解決されない場合でも憂苦は和らぐ。気がかりが語られず解決されないままでいると，患者は，抑うつや不安を来す可能性があろう（Parle et al., 1996）。

目　的

本章の目的は，医師が以下のことをうまく行うのに有益なやり方について述べること
- 患者がどのくらい知っているか見定める
- 情報をどのくらい提供するか決める
- 患者を押しつぶすような憂苦や否認の発生を最小限に抑えて，悪い知らせを伝える
- 患者の気がかりや気持ちを引き出す
- これらの気がかりに対処する
- 悪い知らせを伝えたのちに生じる，扱いに窮する事柄にうまく対処する

患者がどのくらい知っているか見定める

悪い知らせをどのように伝えるとよいか，それは病気の種類と重篤度に関して患者がすでに何を知っているかによって決まる。したがって，最初に必ず行わなければならないことは，患者はすでに何を知っているか，そしてそれを知ったことで患者はどの程度影響を受けたか，この2つを見定めることである。一般に，医師は患者に「これまでどのような説明を受け

ましたか」と尋ねる。患者がほかの医師からどのように言われたか，それを知るのは大切なことではあるが，患者の実際の知識について間違って理解してしまう恐れが多分にある。患者の知識は，医師から言われたことのほか，友人や家族と話し合っていて知ったこと，またメディアやインターネットから得た情報に基づいていよう。したがって病歴を聴取したのちに，まず「これからあなたの症状（ないしは病気）はどのようになっていくか，ご自身ではどのように考えていらっしゃいますか」と尋ねるほうが有益である。患者の80％以上は，自分は重病だと思っていると打ち明けてくれるだろう。そのとき，そのように結論づける合理的な理由はあるか確認するとよい（「そのように考えられるのは，どういうことからですか」）。またあまりにも辛いので，否認のなかに逃げ込む患者が少数いるだろう（「頭の調子がおかしい。何か感染症に罹ったようだ」）。それと密接に関連したことだが，診断を聞きたくないという患者も5％から10％いる。こうした人たちの気持ちは尊重するのがよい。

　たいていの場合は，それ相応な理由に基づき，理にかなった考え方をしている患者のほうが圧倒的に多いことが明らかになっている。このような場合，あなたの役割はもはや「悪い知らせを伝える」ことではない。あなたが為すべきことは，病気は深刻である，ないしは治らないと考えている患者に，その認識は正しいということを，あらためてはっきりと伝えることである。この再確認によって患者はショックを経験するが，それを和らげることはできない。患者の認識が正しいと念を押すと，患者は居たたまれない気持ちになる。そこで，たとえば「残念ですが，あなたの思っていらっしゃる通りでした。あなたの癌は治すことができません」と言うのもよいだろう。

◇患者が知らない場合

　患者が，病状の重篤度についてほとんど，あるいはまったく知らない場合，悪い知らせを伝えるのはずっと困難である。たとえば，ある患者が家

庭医から外科医に紹介されてきた。彼は，胃が痛むのはおそらくは潰瘍のせいであろうと考えていた。これを確かめるために数度にも及ぶ検査を受けたが，それでも彼は胃が痛むのは胃潰瘍が原因だと考えた。外科医が患者にどういう状態だと考えているかと尋ねたところ，彼はただちに潰瘍だと考えていると答えた。この場合，外科医の難題は，あまりの憂苦が生じ，それによって患者が押しつぶされてしまわないようにして，あるいは患者が否認に入り込んでしまわないようにして，どうすれば患者の認識を「良性疾患」から「命取りになるかもしれない病気」へと変えるかということであった。外科医がとった方法は，「悪い知らせがあることを示唆(warning shot)」[1]し，患者に，さらに知りたいか否かを示す信号を出す機会を与え，もっと知りたいという信号を明確に出したときに限って，さらなる情報の提供に進むというものであった。このやり方を用いると，どのようなことを知る準備ができているかに応じて，患者に告げる内容を変えていくことができる。

知らない患者に十分理解させる

病状の深刻さを認識していない患者に対してまず行うことは，悪い知らせがあること，つまり病気は患者が考えている以上に重いということを示唆することである。そして，ほとんど問題ない状態から最も深刻な状態までのいくつかの段階のなかで，患者はどの段階にいるか，それを遠回しの表現を用いて伝えていくとよい。このやり方を用いると，患者には，「命にかかわらない病気」から「命取りになるかもしれない病気」まで理解を進める時間が与えられることになる。

F医師： ずっと胃に痛みがあって，食欲がなく，吐き気がするとおっしゃいましたね。これらの症状の原因は何だとお考えですか。

B氏： 家庭医の先生は潰瘍だと言いました。私がここに来たとき，先生もそのように考えられました。家庭医の先生が薬を処方して

ください，はじめの数週間はとても調子が良かったです。しかしこの2，3週間，痛みと吐き気がひどくなってきました。仕事でたいへんなストレスを抱えているのです。
F医師：ご存じのように，私たちもそれが単なる潰瘍であればよいと思っています。ただ，もっと深刻なものの可能性もあります。
B氏：どういう意味ですか。（病気の性質についてもっと知りたいという信号を出している）
F医師：潰瘍を見るためにチューブを入れたとき，潰瘍の性質を調べるために組織を取りました。
B氏：はい。
F医師：その結果，残念なことに，深刻な異常が見つかりました。
B氏：深刻な異常というのは。
F医師：腫瘍細胞がいくつか見つかったということです。
B氏：潰瘍は癌だったということですか。
F医師：残念ですが，その通りです。

　この例の場合，患者は，医師の各発言への返答のなかで，もっと知りたいという意思を明確に示している。そこで悪い知らせを伝えるというやり方が適用され，癌だという理解に進むことができた。

◇**患者は真実を知っているが，これ以上知りたくはないという場合**
　なかには，患者に病気についてどう考えているかと尋ねたとき，病気のことは知っている，しかしこれ以上のことは知りたくないという意思を明確に示す患者もいる。そうした希望は尊重するのがよい。
　子宮頸癌の再発を来したある女性は，家庭医から癌専門病院に，今後どのような治療がよいか検討するために紹介されてきた。彼女は，診察の最初の段階で，病気が再発したことは知っていると明確に言い，「どうなっているのか，どこに転移したのか，詳しいことは言わないでほしい。それ

を聞くとうまくやっていけないように思う。私が知りたいのは，何か手立てが残っているかということだけです」と述べた。

　医師は，病気の進み具合について患者に詳しく情報を提供すべきであると言い張った。彼はそのやり方が一番良いと信じていたからであった。そこで彼は彼女に，子宮頸癌が再発し骨盤に転移したと告げた。そして彼は，彼女の癌がどのように進行していくかを何度も図を描いて示した。その結果，癌が全身に広がっていくという強いイメージが彼女の心に侵入してくるようになり，それを心から払いのけられなくなった。その後，彼女は24時間にわたり激越性うつ病の状態に陥り，救急精神科の診察を受けることとなった。

◻︎**患者は真実を知らず，知りたくないという場合**

　病気についてどう考えているかと患者に尋ねたとき，10％足らずの人は病状が重いことを否認し，さらなる情報は聞きたくないという意思を示す。それにもかかわらず，彼らはどのような治療がありうるかと尋ねてくることが多い。そういう場合，彼らに無理やり病状の深刻さを突きつけてはならない。否認するというのは，あまりにも辛い気持ちになるので直視できないということなのである。

　そうするのではなく，彼らの否認がどの程度ゆるぎないかを確認するとよい。これには2通りの方法がある[2]。第一のものは，病歴のなかにおける大きな矛盾点を建設的に彼らに突きつけるというものである。たとえば，ある若い女性が，腹部の膨らみは妊娠が進んだせいだと言い張った。医師は，今回の症状はこれまでの妊娠の症状と異なっており，妊娠しているという彼女の考えに当惑していると述べた。その結果，彼女は，自分に病状は深刻でないと言い聞かせようとしてきたことに自ら気づくことができた。医師が，現在の症状と過去の経験とのあいだに矛盾があり当惑していると告げることで，彼女は心の奥底では，病気は間違いなく深刻なもので，おそらく卵巣癌だろうと考えていることが浮かび上がった。こうして真実の

理解に至ったのであった。

　否認状態にあって，そうした矛盾点を認めようとしない患者もいる。そういう場合は，「目が覚めているときばかりではなく，夜うとうとしているときも含めてですが，病気はもっと深刻かもしれないというように思われることはありませんか」と問い掛けて，様子を見るのがよい。このようにして，否認でできあがった心の世界に，現実世界と通じる窓のようなものがないか探ると，患者が時おり病気は深刻なものかもしれないと思っていることが明らかになるかもしれない。そのあとで話し合うと（「このことについてもっとお話しすることはできませんか」），なかには，病気は深刻で，命にかかわったり死に至ったりするものかもしれないと考えることがあると述べ，それについてもっと話す心の準備をしている患者もいる。こうしたやり方を用いても，何人かの患者は否認状態のままである。それはそれで尊重するとよい。彼らにとって否認は苦境に対処する唯一の方法であり，そうしないと自分が押しつぶされてしまうかもしれないのである。

悪い知らせに対する患者の感情反応を引き出す

　いったん患者に悪い知らせを伝えたら，あるいは深刻な病気だと知っている患者にその通りだと伝えたら，医師は次のように思いがちである。すなわち，即座に情報と安心感を提供し，患者に手を差し伸べて，希望があると感じてもらえるようにしなければならない，というようにである。そのため，医師は，患者に，悪い知らせに対してどのように感じたか，またどのような気がかりを抱いたかについて話す時間をほとんど与えない。

　このように患者に話をする機会を与えないことで起こる重大な問題は，患者がその重要な気がかりを語らずじまいになってしまい，そのことで頭のなかがいっぱいになったままになるということである。そのため，医師が，病気の性質と進行度，および選び取るべき治療法について重要な情報を提供しても，患者はその情報を吸収することはない。それどころか，患

者の気がかりが強まることさえもある。その例を次に示そう。

　ある外科医が，乳癌だという悪い知らせを伝えるために，29歳の女性と会っていた。彼は，それまでの診察から，彼女がすでに自分は癌かもしれないと心配していることを知っていた。検査の結果，限局性の腫瘍で，リンパ節転移はなく，放射線治療を行ったあとで腫瘤のみを摘出すればよいと考えられた。外科医は，予後が良好なので彼女は安心するだろうと信じ，前向きな気持ちで診察に臨んだ。

　彼女には，まだ医師に話せないでいたことがあった。彼女の姉も乳癌を患い，6カ月前に，闘病生活を2年送った末に亡くなっていたのであった。彼女の姉も予後は良好だと言われていたが，思いのほか早く亡くなったのであった。最後の3カ月間，姉は痛みと羸痩(るいそう)に苦しめられ，寝たきりになった。患者は最後の3カ月間姉を看病し，そのときの有り様が，強く，繰り返し彼女の心に侵入してくるのであった。外科医から，自分の恐れていた通り乳癌だということが告げられたとき，彼女にはただちにそのときの情景が蘇った。外科医が彼女に，その悪い知らせに関して何か気がかりはないか，どのような気持ちかと尋ねなかったために，彼女はこの辛い思い出で頭がいっぱいになっていった。医師が話していても，彼女は自分の将来に対する悲観的見方に沿った否定的な情報のみを聞こうとするのであった。外科医が「遺残細胞」をたたくために放射線治療を行わなければならないと言ったとき，彼女は自分の悲観的見方は正しく，自分はこの先2年以内に死ぬだろうと結論づけた。

　彼女が表にあらわした憂苦の程度は通常の範囲のものだったので，外科医は彼女の精神状態がそれほど悪いとは考えなかった。彼は，予後がよいからうまくやっていけるだろうと楽観的に思って診察を終えたのであった。悪い知らせを伝えたあとで，なぜ医師が患者の気がかりや気持ちを尋ねるのを厭わしく思うか，その理由は第2章で述べた。

　したがって，患者に悪い知らせを伝えたら，あるいは深刻な病気だと知っている患者にその通りだと伝えたら，次に示す段階を踏んで面接を進め

るのがよい。

> 悪い知らせを伝えたあとで
> ・言葉を切り，患者に時間を与える
> ・患者の感情をあるがままに認める
> ・患者の気がかりをすべて引き出す
> ・患者の感情を引き出す
> ・最優先で解決したい気がかりを決めてもらい，それを取り上げる
> ・現実的な次元で助言する
> ・次に解決したい気がかりは何か尋ねる
> ・そのほかに気になっていることはないか広範に尋ねる

◇患者の感情をあるがままに認める

　もしあなたが，患者の憂苦をあるがままに認めたことを明確に示さないと，患者はそれについて話してもよいという許可ないしは余地を与えられたとは感じないだろう。したがって，たとえば「あなたにお伝えしたことで，大きなショックを受けられた（あるいは，不安が的中したと思われた）ことと思います。現在どのようなお気持ちなのか，お話しくださいませんか」と言って信号を送ることが大切である。

　これは，悪い知らせを聞いた人に向けて発する質問としては，ありふれたもののように思われる。しかし，それは，患者に，気がかりや気持ちについて話してもよいという許可を明快に伝えるものであり，とりわけ重要である。

　このとき，怒りを含んで「先生こそ，私がどのような気持ちだと思いますか」と返答してくる患者がいるかもしれない。その場合は，「それが間の抜けた質問だということはよく分かっています。でも，あなたがいまどのように感じていらっしゃるかを知るのはとても大切なことなのです。人によって皆違うからです」と説明するとよい。これでたいていの患者は有

益な返答をしてくれるだろう。そうしたら、そう感じる理由について話す心の準備があるか確認する（話し合う）とよい。患者によっては、そうするのはとても辛いと感じる人もいるからである。有益な質問は、「どういうわけでそのように辛いとか、苦しいとか感じられるのか、お話しくださいませんか」というものである。もし患者が、気が動転してしまうのでそうすることができないと言うならば、それを受け入れるのがよい。たいていの患者は、どうして怯え悩んでいるのか、それを知る上で重要な手掛かりとなるものを述べてくれるだろう。次にすべきことは、いきなり患者に助言を与えたり安心感を与えたりするのではなく、その前に患者の主要な気がかりを引き出すことである。また患者に、その気がかりに関して抱いている感情を言い表すよう勧めるとよい。

◇患者の気がかりをすべて引き出す

まず例として、医師が化学療法を終えたばかりの患者に、リンパ腫がまた再発したという悪い知らせを伝え、現在患者はどのような気がかりを抱いているか、それに関してどのような気持ちでいるか、それをすべて引き出そうとしている場面を示そう。

M医師：　残念ですが、病気がまた再発したことをお伝えしなければなりません。
H夫人：　でも2回目の化学療法が終わったばかりなのですよ。
M医師：　とても気が動転されていることと思います（感情をあるがままに認める）。いま何か気になることがあれば、お話しくださいませんか（話し合い）。
H夫人：　もう限界です。化学療法を受けたのにリンパ腫の再発です。吐き気とだるさでもう駄目です。まったく時間の無駄だったように思います。
M医師：　これまでの苦労のことを考えると、どのようなお気持ちか理解

できるように思います。何か気になっていらっしゃることがあれば，お話しくださいませんか（気がかりについて尋ねる）。
H夫人： これからまた化学療法があるなんて耐えられません。またあんな思いをする気力がありません。ただ娘が今度の5月に結婚する予定なのです。治療を受けないとその日まで生きていられないのではないかと心配です。
M医師： これからの化学療法に耐えられないのではないか，それからお嬢さんが結婚されるまで生きていられないのではないか，この2つのことが心配になっていらっしゃるのですね。これらについて話し合う前に，まず何かそのほかに気になっていることはないか確認させてください。

この時点で，患者は怒りを含ませながら，「これだけでもう十分ですよ」と返答した。これはよくある返事である。医師が，その質問の必要性を説明することが大切である（「分かっています。でも，あなたに適切な力添えをするには，そのほかに気になっていることはないか確認することが大切なのです」）。
気がかりを引き出したら，患者に，それに関してどのような気持ちでいるか話すよう勧めるのがよい。ただしあまりにも辛い気持ちになり，気がかりに関して持っている気持ちについて話すことが困難だという患者もいるだろう。したがって，話し合ってこれを進めなければならない。

◇**患者の感情を引き出す**
M医師： このような状態になって，どのようなお気持ちなのか，お話しくださいませんか。
H夫人： 再発したということは分かりました。でもそれはあまりにも不公平です。どうして化学療法が効かないリンパ腫になったのかしら。何か悪いことをしたというのかしら。

M医師：　不公平だと思われるわけですね。
H夫人：　しかも娘が近々結婚する予定なんですよ。
M医師：　化学療法に耐えられないのではないかという不安と，お嬢さんが結婚されるのを見られないのではないかという不安と2つのことをおっしゃいました。どちらについて先に話し合いたいとお思いですか。
H夫人：　リンパ腫をどうにかすることはできませんか。娘の結婚を見届けられるようにしばらくのあいだ，それを抑えることはできませんか。

　患者に，その辛い状況になってどのような気持ちでいるかを尋ねることで，医師は，患者が，自分のリンパ腫が化学療法の効かない種類のものであること，そしてよりによって娘が結婚する予定の時期であることに強い怒りを覚えていることを知った。医師はまた，さらに化学療法を受けることに関して患者が気がかりを抱いているのは，前回副作用があったことが根拠となっていることにも気づいた。医師が患者に優先順位をつけるよう求めたとき，第一のものはリンパ腫に対する治療はもう不可能か否かというものであった。
　医師が患者の抱いている主要な気がかりを要約すると，患者は自分の気がかりが確かに聞いてもらえたと感ずる。したがって患者の気がかりは要約することが大切である。

◇最優先で解決したい気がかりを決めてもらい，それを取り上げる

　時間が限られているために，1回の診察で患者の気がかりをすべて取り上げるのが困難なこともあろう。そういう場合は，患者に，どれが最も解決したい問題か決めてくれるよう勧めることが大切である。そして，それ以外の問題は次回以降に回してもよいだろう。さもないと，さほど重要ではない気がかりに時間がとられ，重大なものが未解決のままになってしま

うことになりかねない。

　最優先で解決したい気がかりを決めてもらうためには，患者の気がかりを要約したあとで，「これらの問題のなかで，まずどれについて話し合いたいですか」と患者に尋ねるのがよい。まずどの問題を解決したいか，それを決められない患者はほとんどいない。

　次の課題は，その気がかりに関してどうすればよいか助言を与えることである。

◻現実的な次元で助言する

　先の例で，医師は，患者に前回とは異なる化学療法を試すのはどうかと提案した（「別の化学療法を試してみたいと思います。ただ，副作用のことをとても心配していらっしゃるので，どのくらいうまく行くか見るために1単位(コース)だけ行ってみて，それから続けるか否か話し合うことにしたいと思います。いままでの化学療法よりも我慢できそうでしたら，数単位行い，価値ある効果が得られればよいと思います」）。

　この誠意ある提案によって，いきなり全単位の化学療法に同意する必要はなくなり，耐えがたいかもしれない治療について決めることができた。思った以上に治療に耐えられ，それでさらに治療を続けることができ，よい治療効果が得られるということもよくある。

◻次に解決したい気がかりは何か尋ねる

　この化学療法に関する気がかりが解決されたら，次にどの気がかりについて話し合いたいか患者に尋ねる。

H夫人：　娘の結婚式にはどうしても参加したいと思っています。でもそれまで生きてはいられないのではないかと心配です。
M医師：　たいへんな思いをされているのですね（思いやり）。ただ困ったことに，私にも分からないのです。結婚式に出られるか否か

は，あなたが化学療法に耐えられるか否か，それから薬がそれなりに効くか否かにかかっています。これから私と一緒に，どのくらいうまくいくか見ていきたいと思います。それから，お嬢さんに結婚式の日取りを繰り上げてもらえるか，お願いすることについて話し合いたいと思います。

H夫人： この状況では，それが唯一の道だと思います。

◻ そのほかに気になっていることはないか広範に尋ねる

この時点で医師は，患者の気がかりはすべて引き出されたと考えてしまうかもしれない。しかし，重大な気がかりが語られずじまいになっていることもあり得る。そこで，広範に探る質問（「これまでおっしゃった事柄のほかに，何か気にかかっていることはありませんか」）を行うことが不可欠である。大半の患者はないと言うが，ときおり，そうした質問によってまだ語られていない重要な問題が現れることもある。

M医師： これまで，化学療法とお嬢さんの結婚のことを心配していらっしゃるということと，痛みのことを危惧していらっしゃるということについて話し合ってきました。終わる前に確認しておきたいのですが，気にかかっていることで，これまで述べる機会のなかったことはほかにありませんか。
H夫人： 夫にどのように対応していけばよいか分かりません。

この予期せぬ新たな気がかりが出現して，M医師はこれを，「ご主人への対応に関してどのようなことが気にかかっているのか，お話しくださいませんか」と尋ねて，適切に探った。患者は，夫の動揺がひどく，診断の確定後，病気について夫と話すことができないでいると返答した。彼女は，病気が再発しさらなる化学療法が必要となり，この先，夫婦のあいだで話し合うことがいままで以上になくなるのではないかと心配しているのであ

った。

◇**時間が短いとき**
　医師は患者の最大の気がかりは何かを確認し、そのほかの気がかりについては、早めに次の診察の機会を設け、そのとき扱うつもりであると説明することが大切である。患者は、医師が自分の重大な気がかりを見定め、そのことを理解してくれていると考えるならば、この次回の診察に回すというやり方に納得しよう。患者はすべてが１回の診察で解決されると考えているわけではない。しかし、患者が次のように感じられることが特に重要である。すなわち、医師は、自分が何を心配しているかを理解しており、今後その心配事に対して適切に取り組んでくれる、というようにである。
　悪い知らせを伝える診察の終わりで、現実にどのような苦しいことを経験するか、その様子を知りたいと言う患者にはその様子を知らせ、しかし、その苦痛の程度は抑えられる範囲内にあることも伝え、気がかりは、すべてではないとしても、そのほとんどはいろいろな手段によって解決されると希望を与える必要がある。

悪い知らせを伝えたのちに出合う，扱いに窮する事柄

◇**答えに窮する質問**
　悪い知らせがうまく伝わった場合、「私は死ぬのですか」といった、答えに窮する質問が引き起こされることがある。あなたは、これが重要な質問であることをありのまま認め、しかし、なぜ今そのようなことを質問するのかまず確認させてほしいと患者に尋ねるのがよい。明快な回答を求める患者が大多数だが、様子をうかがい、真実を知りたくないと言う患者もいる。患者がこのように質問してくるとき、彼らはまさに現実を直視するのを避け、否認の世界に向かおうとしているのである。これを確認する唯一の方法は、次の例のように、その質問を患者に返すことである。

Aさん： 私は死ぬのでしょうか。
M医師： その質問にお答えしたいと思います。ただその前に，どういうわけで今，そのようなことを私に尋ねようと思われたのか，教えてくださいませんか。
Aさん： 癌が再発してもう治療の手立てはないと先生はおっしゃいました。めっきり体が弱ってとてもだるいです。ベッドから起き上がるのにひどく時間がかかります。息切れもずっとひどくなりました。
M医師： 死ぬのではないかと考えられた理由は，ほかにありませんか。
Aさん： 叔父が肺癌で死んだときも，まったく同じ状態だったからです。
M医師： 残念なことですが，あなたのおっしゃることは正しいです。あなたの病気を治す手立てはもうありません。積極的な治療法はもうないのです。

　それから医師は，患者の憂苦をありのまま認め，気にかけていることについて話し合ってみるつもりはないか問い掛けた。
　患者によっては，なぜそのようなことを質問するのか考えるように求めると，その状況を直視したくないという患者の胸中が明らかになることもある。次の例では，患者が自分は死ぬのかと尋ねたとき，腫瘍専門医は，どういうわけでそういう質問をするのかと，逆に尋ねた。その結果，患者はそのように質問することで，自分の病気は熱帯で罹ったものであると思い込もうとしていることが明らかになった。

N夫人： 私，死ぬのでしょうか。
M医師： すぐお答えしたいと思います。ただ確認したいのですが，どういうわけでそのようなことを私に尋ねようと思われたのですか。
N夫人： 私って馬鹿ですね。この病気は熱帯に行ったときに感染ってき

たのでした。

医師は，「本当にその通りだと考えますか」と問い掛けて，患者が否認の世界に戻りたいと思っているのか再確認するのもよい。この例の場合，N夫人はそうだと答えた。つまり自分の死が近いという事実に直面しそうになると，否認の世界に戻ろうとすることが明らかにされたのである。

◻︎予後が不確かという状態にうまく対応する

治療がうまくいくか否か分からないとしか患者に伝えられないことがよくある。予後は不確かであるというのが現実であることをその通り認め，患者に思いやりをもって「先のことがはっきりせず，心配でたまらないことと思います」と言うのがよい。このように言うと，患者は治療には不確かな部分が伴っていることを理解し，安心する。そうすると患者は医師に，そのせいで自分がどれほど心配でたまらないか，また日常生活にどれほど影響が出ているか示すだろう。

その後，患者はおおまかに2群に分かれる。これ以上知りたくないという群ともっと知りたいという群にである。

これ以上知りたくないという患者

こうした患者は，「もっと知りたいですか」という質問に対して，これまで教えてもらった事柄で満足していると答え，病気や治療についての気がかりを頭の隅に追いやることを望む。彼らにさらなる情報を押しつけようとしても無駄である。彼らは，明白な身体的悪化がない限り，次回の診察までのあいだうまくやっていけるだろう。したがって医師は，次に身体管理と治療のさらなる段階について話し合うのが賢明である。

もっと知りたいという患者

こうした患者には，希望に応じ詳細な情報を提供するとよい。たとえば

シンチスキャンの画像を見せて，転移があるという事実を示してもよいだろう。彼らにはまた，今後悪化した場合に生じるかもしれない症状や徴候といった指標を聞いておきたいかと尋ねるとよい。何週間おき，あるいは何カ月おきに診察を受けに来てもらうかは，どのくらいの期間症状を気にすることなく心理的にうまくやっていけるかという観点で取り決めるとよい。たいていの患者は2カ月から3カ月に1回の割合での診察を希望する。このように対応された患者がその疾患について恐怖を抱くようになるか否か，まだ研究されていない。患者に病気の進行を示す指標をいくつか教えた場合，その指標のどれか1つにでも気づいたら，即座に医師の診察を受けるために連絡をとるように助言することが大切である。

◇指標を話し合う

H医師： 病気が悪くなった場合，どのような変化が起こることがあるかお伝えしておきましょう。

W夫人： それは助かります。

H医師： 起こる可能性のあるものとして，いくつかのものがあります。現在は安定していますが，もし癌が再発するとおそらくまた息切れが始まるでしょう。それから体重が低下したり，咳に血が混じったり，痛みが出たりもするでしょう。そうしたことに気をつけ，どれか1つでも起こったら，私に連絡してください。結局何でもなかったという場合でもかまいません。このようにしておけば，病気が再発したような場合は，すぐに対処できるのです。よろしいですね。

W夫人： はい。

H医師： 現在入院中であること，および現在の気分のことを考えて，これからどのくらいの間隔で通院するのがよいと考えられますか。

W夫人： そうですね，2～3カ月はうまくやっていけると思います。

進行性の疾患の患者の多くは，予後の不確実さがこのようにしてうまく取り扱われ，明確な指標となるものを教えられると，かなりの程度心理的にうまくやっていける。

要　約

まず患者が病状の深刻さを認識しているか確認し，ついで，そうと認識している患者にはその認識が正しいことをはっきり伝え，そうでない患者にはまず悪い知らせがあることを示唆するとよい。そして遠回しな表現を用いて病状の深刻さの程度を伝え，患者の反応に応じて面接を進めていくとよい。いったん悪い知らせを伝えたら，話すのをやめて，患者に悪い知らせを吸収する時間を与え，それから，患者の憂苦をあるがままに認め，話し合って気がかりを引き出すのがよい。患者が述べたことを要約し，広範に探る質問（「痛みと体力の衰えのほかに，気になっていることはありませんか」）を行って気がかりをすべて引き出すのがもっともよい。患者を励まして，気にかけている事柄に関して抱いている感情を言い表してもらい，そしてすべての気がかりを要約し，それらの優先順位をつけてもらい，重要なものからそれらについて話し合い解決を図っていくことが大切である。

早まって安心させたり，空言を言って安心させたりすることを避け，患者がどの程度情報を求めているかを確認し，それに応じて対応し，もし予後が不確かならば，そのことをありのまま認め合い，彼らに思いやりを示すことが大切である。悪化の指標を，それを知りたいという患者には教え，これからの診察の間隔について取り決めると有益である。

答えに窮する質問は，患者が偽りのない回答を聞く心の準備ができているか否かを確認するために必ず患者に返し，始終思いやりをもって「悪い知らせを伝える」という課題から逸れることのないようにすることが大切である。

■文 献

Fallowfield, L.J., Hall, A., Maguire, G.P. and Baum, M. 1990 : Psychological outcomes of different treatment policies in women with early breast cancer outside a clinical trial. *British Medical Journal* 301, 375-80.

Parle, M., Jones, B. and Maguire, P. 1996 : Maladaptive coping and affective disorders among cancer patients. *Psychological Medicine* 26, 735-44.

第7章
困難な状況にうまく対処する

はじめに

　患者が気にかけている問題をどれほどうまく引き出そうとしても，面接を行っている環境が適切でなかったり，時間に制約があったりして，困難なこともあろう。また，面接の最中に患者がひどく苦しんだり，悲しんだり，あるいは怒ったり，さらには絶望感を口にしたりすることもあろう。したがって，こうした状況を，効果的に，しかし心づかいのあるやり方で，うまく取り扱うのに役立つ方法に精通していることが必要である。

目　的
本章で述べるのは
- 困難な状況で面接を行う方法
- 時間的制約にうまく対処する方法
- 強い感情にうまく対処する方法
- 通常の不安と病的な不安，晴れ晴れしない気分と抑うつを見分ける方法
- 怒りにうまく対処する方法
- 絶望にうまく対処する方法

困難な状況で面接を行う

　理想的には，どのような新しい患者に対しても，急患であろうとそうでなかろうと，プライバシーが確保されるところで評価を行うべきである。こうすると，患者が自分の気にかけている事柄を明かす可能性は最大になり，ほかのもろもろのことによって邪魔される可能性は最小になる。これは，病棟や事故・救急部のように慌ただしい環境では実現が困難なことがある——面接室がないことも多い。近くにほかの人がいるところで患者と面接を行わざるをえない場合は，スクリーンやカーテンを用いてできるだけプライバシーが確保されるようにするとよい。ただし，このような閉じられた空間で面接を行ってもよいか，患者に確認することが大切である。患者のなかには，閉所恐怖症で，閉じ込められているように感じると居たたまれない気持ちになる人もいるからである。大うつ病や統合失調症といった精神疾患を患っていて，妄想（paranoid delusion）を抱き，あなたから危害を加えられるのではないかと恐れる人もいるかもしれない。患者に，カーテンを閉めてもよいか，あるいは周囲を仕切ってもよいかと尋ねると，たいてい，こうした恐怖が明らかになり，パーティションで区切られただけの開放的な一画や病棟で会いたいという意思が示されるだろう。

　このようにして区切られた環境で患者と面接しなければならない場合，患者は，ほかの人に聞かれているかもしれないという恐怖を抱き，重要な情報は述べないかもしれない。このことに留意する必要がある。したがって，最初に聞いた話で抜け落ちていることはないか，あとで確認しなければならない。

◇家族が立ち会うと主張する場合

　患者に何が起こったのか，それについて家族から情報を得るのは，診断

をより正確に行うために有益なことではあるが，まず患者本人と面接を行い，それとは別に家族から情報を得るのがよい。そうしないと患者は重要な問題や気がかりについて述べないことがある。彼らは愛する人が悩み苦しむことのないようにと願うからである。

　たとえば，ある女性が頭痛を訴えて家庭医のもとを訪れた。夫は，自分も診察に立ち会うと言い張った。頭痛の病歴を聞き取ったあとで，医師は彼女に何かほかに気がかりはないかと尋ねた。彼女は気になっていることはないと答えた。しかし実際には，この夫婦は10年のあいだ子どもを作ろうと努力してきたが，失敗に終わってきたのだった。いま患者は，夫がそういう状況に嫌気がさし，自分を捨ててほかの女性のもとに向かうのではないかと恐れていたのであった。緊張と不安が日増しに募り，それで頭痛が生じていたのであった。彼女は，夫を前に，このことを打ち明ける心の準備をしておらず，のちに再度来院したときになって初めてそのことが浮かび上がった。だから家族に次のように申し入れるとよい。つまり，まず患者と2人きりで会うのが有益であり，ついで，もし患者が同意すれば，家族と，患者とは別個に，あるいは患者を交えて会うことができる，というようにである。たいていの家族は，しばらくすれば医師と話す機会があることを知り，この提案を受け入れるだろう。

◇面接時間が短い場合

　いろいろな事情で患者の問題を特定するのにわずか10分から15分しかあてられないという場合があるかもしれない。そういう場合，患者にそういう状況であることを告げ，面接は中心的な問題に的を絞って行うということを説明するとよい。この希望に納得したか否かを確認し，そしてほかに問題はないかはっきりさせるために，すぐ戻ってくることを説明するのがよい。

B医師：　私はバーンズ先生のもとで研修中のBです。あなたの脇腹に起

こっている痛みについて診るよう依頼されました。ただ残念なことに，外来の最中で，今回は10分から15分しか時間がありません。この時間では，あなたが気にかけていらっしゃる問題をすべて取り上げることはできないと思います。そこで今回は，現時点であなたが一番気にかけていらっしゃる重大な問題に限って教えていただくことはできないでしょうか。のちほど早いうちに再度お会いできるように手筈を整えます。ほかの問題についてはそのときにはっきりさせたいと思います。よろしいですか。

M氏：　　　はい。
B医師：　　あまり時間がありませんが，今日のうちにまたお会いできるようにしたいと思います。
M氏：　　　わかりました。
B医師：　　では，現在一番困っていらっしゃる問題は何ですか。
M氏：　　　脇腹がひどく痛むのです。
B医師：　　どのような痛みなのか教えてくださいますか。

　こうした率直なアプローチはたいてい患者から喜ばれる。患者は，医師が時間的制約のあるなかで仕事をしていることを理解しており，そこで自分の気にかけている問題に的を絞って明瞭な病歴を述べようと全力を傾けるだろう。使える時間が限られていることを前もって告げておかないと，患者は気にかけている問題を早急には打ち明けなくてもよいと考えるようになるだろう。最も重要な問題を語る前に，面接が終わることになってしまうかもしれない。そうすると患者は怒りや欲求不満を抱くことがある。患者は自分にもっと時間をあててくれてもよいではないかと考えるからである。あるいは，時には，使える時間は限られているというあなたの率直な説明に対して，それでは不十分なのでもっと時間のあるときに話をしたいと言う患者もいよう。そういうときは，それを受け入れ，もっと時間が

とれる日時を取り決めるのがよい。

強い感情にうまく対処する

◇憂　苦

　面接の開始時あるいは面接開始後しばらくして，患者が沈み込むようなことがある。そういう場合，ただちにそして建設的にこれに取り組むのがよい。そうしないと，患者は，その憂苦を引き起こした気がかりのことで頭がいっぱいになり，心を集中させて現病歴について話すことができなくなるだろう。しかも，その憂苦が増大し，患者を押しつぶすようになるかもしれない。

> 患者の憂苦にうまく対処するために用いるとよいやり方は
> ・まず，憂苦をあるがまま認める
> ・ついで，話し合って，その理由や原因を探る
> ・そして，ほかにも理由や原因がないか広範に探る

　まず患者の憂苦を，それがありふれた思い過ごしのようなものであっても，あるがままに認めるとよい。ついで患者がどうして憂苦に沈んでいるのか，そのわけを，苦しいかもしれないが説明できるかと患者に尋ねるとよい。というのは，そうする以外に，憂苦の理由や原因について話し合うことで患者はひどい辛さを経験し，あらためて傷ついてしまうことになるか，それとも我慢してそれについて話すことができるか，それを確かめる術はないからである。いったん憂苦の最も確かな理由や原因が語られたら，そのほかにも憂苦の理由や原因がないか確認することが大切である。

B医師：　とても沈んでいらっしゃるように見えます。どうして沈んでいらっしゃるのか，お話しすることはできますか。

S夫人： この2カ月で3度目の入院なのです。夫は前より深刻なことになったと考えています。夫がどうにかなってしまうのではないかと心配です。
B医師： どういうことですか。
S夫人： 夫はひどく落ち込んでいます。仕事に行くこともやめ、家で何もしないで過ごしています。
B医師： ご主人がどうにかなってしまうのではないかとおっしゃいましたが、そのことについて話し合う前に、あなたが沈んでいらっしゃる理由はほかにありませんか。
S夫人： 人工肛門のあたりがよくならず、合併症がまた起こるのではないかと心配です。
B医師： ほかには。
S夫人： 夫には潰瘍性の大腸炎だと言っているのですが、癌だと考えていて私を避けています。分かってもらえません。

　こうして医師は、S夫人の憂苦は、彼女の病気に伴って夫に生じた変化、度重なる入院、そして好転しない開口部の具合に関する不安と関連していることを知った。彼女は、自分の気がかりを打ち明けることができて心が安らぎ、あまり沈まなくなった。そして彼女は、最初の手術以来、開口部の具合がどのように悪いか医師に言うことができた。

◻︎ **言語的な手掛かりに気づく**
　患者は面接の早い段階で、言語的な手掛かりの形で、その憂苦を言い表すことが多い。たとえば、身体的な愁訴の経過について話をしているときに、「とても心配です」「最近、気持ちがとても不安定になってきました」「どうなっていくのか不安です」といったように言うかもしれない。そうした手掛かりにただちに気づき、それについてさらに話すつもりはあるか、患者と話し合うことが大切である。このように積極的にアプローチするこ

とで，患者には，あなたが，一人の人間としての患者に関心を持っているということが伝わる。その結果，彼らの気がかりが語られやすくなるのはもちろんのこと，早めに語られやすくもなる（Goldberg et al., 1993；Maguire et al., 1996）。たとえあなたが患者の示した手掛かりにすぐに気づかなくとも，患者はそれを繰り返すであろう。もしあなたが患者の示す手掛かりを無視するならば，患者は，この医師は自分に関心がないのだと思い込むようになり，その結果，自分のことを語りはしなくなるかもしれない。したがって，すでに聞いたことのあることだとは思っても，それに気づき，患者にそれについてさらに話すつもりはないか話し合うことが最も大切である。

そうした手掛かりをすくい上げ，探っていくと，患者は不安や沈うつ，あるいは気の動転した状態にあることが明らかになるかもしれない。そのとき，その不安や憂うつや動転の程度はどのくらいかを見定める必要がある。正常範囲の不安なのかそれとも全般性不安障害なのか，晴れ晴れせず落ちつかない気分なのかそれとも大うつ病なのか，見分けなければならないからである。

正常な反応と異常な反応を見分ける

◇正常範囲の不安か全般性不安障害か

多くの患者は，助けを求めて医師のもとを訪れるとき不安を抱いている。この不安ないしは憂苦は，たいていの場合，一過性で，心のなかに留めることができる。一方，患者の抱く不安が過度に強く，最善の努力をしたにもかかわらずその不安が収まらない場合，その不安は病的なものだと言うことができる。この病的な不安の特徴は，それをいくら払いのけようとしても心に湧きあがってきて，それによって患者が悩まされるというものである。

> 全般性不安障害の特徴は以下の通り[1]
> ・最善の努力にもかかわらず不安が改善せず，それが持続する
> ・目が覚めている時間の半分以上，不安が持続する
> ・不安に伴う以下の症状のうち，少なくとも4つ以上が存在する
> 　　落ちつきのなさ
> 　　入眠困難
> 　　集中困難
> 　　緊張してイライラした気分
> 　　疲労感など
> 　　発　汗
> 　　心悸亢進

　以下に例として，医師が，患者の不安はどの程度か，不安に伴う症状はほかにないか，探っている場面を示そう。

D医師：　とても不安な感じがずっと続いているとおっしゃいましたね。それについてもう少しお話しくださいませんか。
T氏：　心臓のあたりが痛くなってから，心臓発作が起こって死ぬのではないかととても不安になってきました。
D医師：　どの程度，不安なのですか。
T氏：　そのことが気になって仕方ありません。一日中不安です。
D医師：　心臓発作で死ぬのではないかという考えが浮かんだとき，その考えを払いのけることができますか。
T氏：　いいえ，できません。取りつかれたみたいで払いのけることができません。どうにもなりません。追い詰められたような感じです。
D医師：　どのような精神状態になりますか。

T氏： ひどいパニックです。心臓がドキドキして，今にも心臓発作が起こるような気がして怖いです。汗が止まりません。手が震えます。このようなことは，心臓のあたりが痛くなるまで，ありませんでした。リラックスすることができず，とても緊張してイライラしています。

　D医師はさらに質問を続け，患者には最初，不眠があったこと，集中するのが困難であること，寝起きに疲労感があることを明らかにした。そこでD医師は，この患者は全般性不安障害であると結論づけた。
　全般性不安障害の鑑別が重要なのは，患者の不安を適切に治療しないと，いくら安心感を与えようとしても役に立たないからである。
　次の例では，患者が不安を訴えているが，それは病的なものではない。

M医師： このしこりを見つけて癌が再発したのではないかと心配だ，とおっしゃいましたね。どのくらい心配になりますか。
E夫人： かなりの時間頭のなかを占めていますが，一日中というわけではありません。
M医師： 頭から払いのけることはできますか。
E夫人： はい。たいていの時間は感じずにすみます。ただ体を洗っているときや，新聞やテレビで癌のことが話題になると，心配になってきます。何でもなければよいのにと思っています。

　この例の女性は，憂苦が生じるような状況であるにもかかわらず，自分の不安をコントロールし正常に対処することができている。

◇**晴れ晴れしない気分か抑うつか**
　面接の最中に患者が，自分は不幸であるとか晴れ晴れしないとか，あるいは沈うつであるとか憂うつであると述べる場合は，それが正常範囲の感

情反応なのか，それともうつ病に帰するものなのか確かめることが大切である。

> 大うつ病の特徴は以下の通り[2]
> ・最善の努力にもかかわらず気分低下が改善せず，それが持続する
> ・気分低下は長期にわたり持続し，2週間から4週間，目が覚めている時間の半分以上のあいだ中心的に体験される
> ・その気分低下は，単なる晴れ晴れしない（unhappy）気分とは質的にも量的にも異なると考えられる
> ・気分低下のほかに，以下の症状のうち少なくとも4つ以上が存在したり反復したりする
>   早期覚醒
>   イライラ感
>   集中困難あるいは記憶力減退
>   活力減退
>   食欲減退
>   体重減少
>   性欲減退
>   生に対する喜びの喪失
>   罪悪感
>   絶望感
>   人生無意味感
>   無価値感
>   誰かの重荷になっているという思い
>   自殺念慮
>   疲労感（tiredness）ないしは倦怠感（fatigability）
>   社会的引きこもり

うつ病に特徴的なことは，気分が一日のうちで特定の時間，多くは朝方に最悪になることが多いというものである。以下に例として，M医師が，重度の関節炎を患って強い痛みと重度の身体障害が生じたC夫人と話し合っている場面を示す。C夫人は，病状が進行し，膝の手術を受けなければ改善の見込みはないということを知って，沈うつな気分になっていると述べている。

M医師：　気持ちが沈んでいるとおっしゃいましたね。それについてもう少しお話しくださいませんか。
C夫人：　痛みがとてもひどく，痛み止めを飲まないと我慢できません。外に出て歩き回るのが困難で，ほんとうに気持ちが落ち込みます。
M医師：　沈んだ気分は，どのくらい強いですか。
C夫人：　ひどく沈んだ気分です。
M医師：　最悪なときどのような感じですか。
C夫人：　もう未来はないと考えてしまいます。そんな状態から抜け出ることができません。夫や子どもにイライラをぶつけます。家族の重荷になっています。これまで家族にしてあげられたことを今してあげることができません。
M医師：　一週間のうちで何日ぐらい，そのように気分が沈みますか。
C夫人：　毎日です。
M医師：　一日のうちで気分が沈むのはいつごろですか。
C夫人：　目が覚めたときが一番ひどく，夕方になってやっと少し元気になります。
M医師：　昔と比べて気分はどうですか。
C夫人：　前はいつも陽気な人間でした。いま外に出て人と話す気になりません。電話に出たり，誰かが来てもドアのところまで行ったりという気にもなりません。もう以前の私ではありません。

こうした返答から，C夫人は，抑うつ気分と，うつ病に伴うほかの症状——イライラ感，誰かの重荷になっているという自責感，役に立たないという無価値感，社会的引きこもり，朝方に最悪な気分——に苦しんでいることが確かめられた。

ほかの重要な症状を引き出すのに，話の方向を定めた上で自由に話をしてもらうことを求める質問文が必要なことがよくある。たとえば，睡眠（「気分が落ち込むようになってから，睡眠のパターンはどうですか」「典型的な夜間の様子について教えてくださいますか」），集中困難（「集中して何かをするというのはどうですか。たとえば，新聞を読んだりテレビを見たりというとき，どのくらい続けられますか」），興味の減退（「趣味や仕事などに対する興味は，今までと比べてどうですか」），活力低下（「活力は最近どうですか」），食欲減退（「最近，食欲は前と比べてどうですか」），体重減少（「最近，体重は前と比べてどうですか」），社会的引きこもり（「いままでのように人と会うのはどうですか」），無価値感（「一人の人間として自分のことをどのように感じられますか」），絶望感（「物事がうまくいく見通しについてはどのように感じられますか」），重荷になっているという思い（「ほかの人との関係で，自分自身についてどのように感じられますか」），気分の一日の変化（「一日のうちで特定の時間に気分が最悪になるといったようなことはどうですか」）について，そうした質問で尋ねるとよい。

抑うつ気分が明らかな場合は，自殺の危険性がないか確認するべきである。それについては第9章で扱う。

患者の感情をどの程度探るのがよいか

患者の感情や気分を探る目的は，それらの内容と強さを正確に見定め，異常が認められないか見極めることである。たとえ患者の感情や気分は把

握しているど考えている場合であっても，もっと理解を深めようとするのがよい。それには，患者の心情についてあなたが理解したことを要約し，自分の理解が正しいか尋ねるとよい。患者がその通りだと言うならば，次に何を話題とするか話し合い，そしてその話題に移るのがよい。しかし患者が自分の気持ちは正しく理解されていないように思うと言うならば，どこが誤っているのか訂正してもらう機会を与えるのがよい。以下に例として，医師が，人工肛門形成術を受けたP夫人に，その手術のせいで夫人にどのような影響が生じたと自分では理解しているか，それをまず要約して伝え，その後の話し合いでほかにも彼女が打ち明けたいと思っている事柄があることを知っていく様子を示す。

T医師： 麻酔から目が覚めて，人工肛門の手術を受けたことをあらためて知って，立ち直れないような感じになったとおっしゃいましたね。

P夫人： はい。

T医師： それから，退院後，ストーマ・バッグをどのように手入れすればよいのか不安になっていらっしゃること，またバッグをつけていることでご主人との関係がうまくいくか不安になっていらっしゃることもおっしゃいましたね。

P夫人： はい。夫がそれを受け入れてくれず，私から気持ちが離れていくのではないかと心配しています。

T医師： また，そうした不安は，バッグが目に留まったときや，それを空にしなければならないときに，ひどくなるともおっしゃいましたね。

P夫人： はい。

T医師： 人工肛門に関してあなたが気になっていらっしゃることはすべて理解してもらえたように思われますか，それともまだ不十分なように思われますか。何か付け加えたいと思うことはありま

せんか。
P夫人： バッグをつけていることがひどく気になります。私がバッグをつけていることをほかの人に知られてしまうのではないかと心配になります。バッグの部分が膨らんでいて，漏れたり臭ったりするのではないかと心配です。
T医師： ほかに気になっていることは。
P夫人： ありません。
T医師： それでは，今は別の話に移りますが，あとでこうした気がかりについてお話をして，どうすればよいか一緒に考えることにしましょう。いかがですか。

　もし重要な事柄についての気がかりを適切に取り上げないまま次の話題に移った場合，患者は，ほかの重要な問題について語ろうとはしないかもしれない。さらに，あなたが面接を先に進めようとしても，患者は語らずじまいになっている気がかりのことが頭から離れず，これまでの経緯を正確に話せはしないかもしれない。
　自分の気持ちを尋ねられると，あまりにも辛い思いが湧きあがり，心が混乱するという患者もときおりいる。こうした可能性にも留意すべきである。

感情を探っていて，患者の心がひどく混乱することのないようにする

　患者がどのような気持ちでいるか，それを探っている最中に，患者の心がひどく混乱することのないようにするために最も大切なことは，患者にまだ続けられそうかと尋ねることである（「立ち直れないという気持ちについてまだ話すことができますか」）。心をみだす事柄について患者と話し合っているときに，それについて話し続ける心の余裕がまだあるか確かめ

続けるのがよい。

J医師： 乳房がなくなって立ち直れないように感じたとおっしゃいましたね。そのことについてお話しすることができますか。
E夫人： 世界が引っ繰り返ったようです。もう女性ではなくなったように思います。奇形になったみたいです。夫に私の姿を見られるのが耐えられません。絶対に見られないようにするつもりです。
J医師： どうしてなのかお話しできますか。
E夫人： 私の姿に愛想をつかし，離婚すると言い出すのではないかと心配です。

　ここで重要なことは，次にJ医師は何を行えばよいかということである。ちょっと口をつぐみ，E夫人に自分の気がかりについて考える余裕を与え，乳房切除について抱いた感情に関してのさらなる情報を自分から述べるのを期待するのがよいだろうか。それとも先を見通して積極的にアプローチするのがよいだろうか。多くの医師は，こうした状況に直面したときは，腰を掛け，ただ患者の言うことを聞くようにと教えられている。しかし現実には，E夫人のような患者の場合，自分の気がかりと強いイメージがますます頭から離れなくなってしまうのである。この例について言えば，E夫人は自分のことを，醜く，魅力のない，無価値な存在で，捨てられるのではないかと思っており，頭のなかのイメージは引き伸ばされたカラー写真のように膨らんでいくであろう。彼女は憂苦に閉ざされ，いっそう絶望を感じていくだろう。このように「らせん状に落ち込んでいく」のを防ぐために，積極的アプローチを維持するのもよいだろう。

◇積極的アプローチを続ける
　患者の憂苦が明らかになったら，ただちにその憂苦を積極的にありのまま認め，ついで何かほかの（上例の場合では，乳房切除についての）気が

かりに苦しんではいないか確認することで，患者がらせん状に落ち込み，もっと強い感情に陥ってしまうのを防ぐことができる。このように質問していくと，患者の思いは「いろいろな気がかりに押しつぶされてしまいそう」から「それぞれはうまく解決できよう」に変わる。

J医師：　立ち直れないように感じられる理由は何かほかにありませんか。
E夫人：　私の姿に愛想をつかし，離婚すると言い出すのではないかと心配です[3]。
J医師：　そういうことでしたら，あなたが立ち直れないように感じられるのも無理ありませんね。乳房がなくなったことに関して，何かほかに気にかかっていることはありませんか。
E夫人：　職場で人の目が気になります。乳房がなくなったことを少しの人にしか言ってないのですが，皆が知っているに違いないというように思います。仕事に行くのが辛いです。家にいたいと思うことがよくあります。
J医師：　そのほかに何か気になることは。
E夫人：　ありません。
J医師：　では次の話題に移ってもよいですか。

　この時点で，E夫人は，乳房切除術の影響を医師に理解してもらえたと感じ，別の話題に移ってもよいと思っている。こうして，彼女は憂苦から抜け出し，別の事柄に焦点を合わせることができた。

怒りにうまく対処する

　患者が診察開始時から怒っている場合，あるいは診察をしているあいだに怒り始めた場合，あなたは防衛的になり，また理不尽なことだとして非難したくなるだろう。あなたは，患者の抱えている問題を理解し，彼らを

助けようと誠心誠意努力している，と自分では思っているからである。防衛的に応ずると（「これまで一緒に精いっぱい努力してきましたが，問題を解決するのはどれほど難しいことかとつくづく思いませんか」），患者や家族の怒りは増幅されてしまい，対処がもっと困難になることさえもある。用いるとよいやり方は，怒りが理にかなっているか，それとも理にかなわない，すなわち病的かによって異なる。

◻理にかなった怒り

　患者が怒っていることに気づいたらただちに，それをありのまま認め，患者に怒っている理由を説明してもらうようにしなければならない。防衛的な姿勢は避け，怒っている理由をすべて探り出すのがよい。全力を尽くして怒りの強さを見定めるのがよい（「怒りの気持ちはどのくらい強いですか」）。このようにすると，怒りを言葉で表してもらえるようになるばかりではなく，なぜ怒っているのか，その理由について医師と患者とが話し合えるようになる。その結果，怒りは著しく収まり，激怒していた患者は，たとえば悲しみといったほかの感情を言い表すようになる。次の例では，なぜ怒っているのかを探った結果，待たされたためという理由が最初示された。しかしさらに探った結果，もっと深い理由が引き出された。

P医師：　とても怒っておられるようにみえます。
K氏：　　怒り狂っているのです。
P医師：　どうしてそれほどまでに怒っていらっしゃるのか教えてくださいますか。
K氏：　　3時間も待たされているのです。家庭医の先生は，病院で受付けを済ませばすぐに診察してもらえ，頭痛は治してもらえるだろうとおっしゃいました。
P医師：　そうですか。待たされていることと，頭痛についての心配があって怒っていらっしゃるのですね。

K氏：　　　そうです。
P医師：　　何かそのほかに怒っていらっしゃる理由はありませんか。
K氏：　　　頭痛が次第にひどくなってきており，脳出血が起こったのではないかと心配です。
P医師：　　どうして脳出血というように考えられるのですか。
K氏：　　　兄がクモ膜下出血で死にました。兄も同じような頭痛があったのですが，兄の家庭医がそれはストレスのせいだと言って見落としたのです。兄は病院に到着する前に死にました。私の場合も，頭痛を真剣に診てくれないような感じがして，とても怒っているのです。
P医師：　　そうですか。そういうことでしたら，心配になって怒っていらっしゃるのも無理ありませんね。何かそのほかに理由はないか，確認の意味でもう一度お聞きしてよろしいですか。
K氏：　　　それでは不十分ですか。
P医師：　　いいえ。もちろんそれで十分です。ただ，あなたが怒っていらっしゃる何かほかの理由はないか理解しておくことが大切なのです。
K氏：　　　ほかには理由はありません。
P医師：　　怒りの気持ちはどのくらい強いか教えてくださいますか。
K氏：　　　誰かの首を締める寸前まで来ています。
P医師：　　そのお気持ちが分かりました。ではあなたの頭痛の原因を解明するために，頭痛について詳しくお聞きすることにしたいと思います。よろしいですか。
K氏：　　　はい。

　医師が患者の怒りをありのまま認め，その理由と強さを探ったお陰で，K氏の怒りはかなり収まり，クモ膜下出血ではないかという恐怖を医師に分かってもらうことができた。医師は患者が「それでは不十分ですか」と

問い返したにもかかわらず機嫌を悪くしなかった。そうではなく，医師はほかの理由がないか理解することが大切だと説明した。

もしこのようなやり方で患者の怒りが鎮まらないような場合は，その怒りは理にかなわないものである可能性があり，それについて検討する必要がある。

◇ 理にかなわない怒り

非合理的な怒りをうまく取り扱う際に大切なことは，上述したやり方で怒りが鎮まるか否かに注意することである。もし怒りが続くようならば，基盤に非合理的なものがあると考え，そのことを患者に返すことが必要である。そうすると，患者はただちに怒りの本当の源を見出すようになることがよくある。

次の例では，患者は待たされていることに対して激怒している。なぜ患者が怒っているのか，その理由を探ろうと話し合っても，怒りの強さは変わらなかった。そこで医師は，患者に，それほどまでに怒っているというのは何かほかの理由ないしは原因があるのではないかと単刀直入に尋ねた。その結果重大なことが打ち明けられた。

M医師： ひどく怒っていらっしゃるように見えますね。
L嬢： 怒り狂っています。
M医師： どうしてそれほどまで怒っていらっしゃるのかお話しくださいませんか。
L嬢： 10分の遅刻です。
M医師： それでどうして怒っていらっしゃるのですか。
L嬢： 予約をとっても意味がなく，私がこれだけ困っているのに話し合う時間が十分ではないということです。だまされたように思います。
M医師： 時間が十分ではなく，だまされたように思われたということは

	分かりました。ただ交通渋滞に巻き込まれたのです。提案なのですが，今日はやれるところまでやって，話の続きは後日行うというのはどうでしょうか。
L嬢：	それじゃだめです。困っていることについて話し合う心積もりでやって来たのです。けれども，待合室で待っているうちに，何を言いたかったのか分からなくなってきました。
M医師：	私が遅れた理由を説明するとともに，どうしてそれほどまでに怒っていらっしゃるのかお尋ねして，その理由を話していただきましたが，それでもまだ怒りがおさまらないようですね。
L嬢：	そうです。
M医師：	さきほど，だまされたように感じて，怒りがおさまらないとおっしゃいましたね。これまでに今回以外に，だまされて頭に来たというようなことはありませんでしたか。
L嬢：	待合室で座って待っているうちに，先生はもう来ないように思いました。私は見捨てられたように感じたのです。
M医師：	でもどうしてそのように。
L嬢：	先生はまるで父のようなのです。
M医師：	お父様に何があったのか，お話しくださいませんか。
L嬢：	父は私の目の前で突然死にました。私が6歳のときです。見捨てられたように感じました。
M医師：	私が遅れたことで，見捨てられたような感じになったのですね。
L嬢：	その通りです。

このときL嬢はとてもふさぎこんだ。どのような気持ちなのか話すよう勧めると，父の急死から立ち直ることができなかったと述べた。父親が亡くなったのは母親が重度の多発性硬化症で入院しているときであった。彼女は一週間のうちに父も母も失ったように感じ，それ以来心の整理がつかないできたのであった。待たされているうちに，こうした記憶が蘇り，彼

女はまた見捨てられるように感じた。こういうわけで，面接を始めたとき，彼女は怒り狂っていたのであった。

　患者のなかには，このようなやり方をさらに行ったにもかかわらず，依然として怒りに満ち，その理由を綿密に探るにつれていっそう怒りが強まっていくような患者もいる。その怒りが，理由とおぼしきものと比べて，まったく不釣り合いに大きく見える場合は，患者は病的な怒りを経験していると考えるのがよい。このような怒りの状態にあるとき，怒っている理由を探り出して，いろいろ説明しても，それに反応しないのがふつうである。したがって，たとえば「あなたがこのように怒っていらっしゃると，話し合いを続けることができません。ここで話し合いを終わりにするのがよいと思います。あなたの気持ちが落ちついたら，そのときまたお会いすることにしましょう」と言って，許容される限界を確固として示さなければならない。このやり方を用いる際，病的な怒りの原因として，次のようなものがありうることを知っておくとよい。すなわち，パーソナリティ障害，欲求不満不耐性，衝動のコントロール不能，アルコール依存症ないしは薬物依存症，あるいはうつ病や統合失調症といった重い精神疾患である。ごくまれに，そうした怒りは，患者がたとえば脳腫瘍といった器質性の疾患を患っている場合にも起こることがある。その場合でも，限界を示すと，たいていは，患者は行動を自制しようと努力し，医師が必要な身体面ないしは精神面の診察を行うのを許すだろう。それでもうまくいかない場合は，鎮静剤が必要かもしれない。

　患者が怒りを行動として，あなたあるいは面接室にある物品や備品に向ける場合は，ただちにそれを止めるよう求めなければならない。さもないと面接を止めなくてはならなくなるであろう。もし患者が怒っていることを事前に知らされているならば，誰かほかの人を同席させるべきである。さもなければ，そうした患者と面接する場合は，非常ボタンが備わっていて，そのボタンを押せばただちにスタッフが対応できるような部屋で行うのがよい。

怒りに満ちた患者を相手にする場合
・防衛的になるのを避ける
・怒りをあるがままに認める
・怒りがどのくらい強いか確認する
・怒っている理由を探る
・ほかにも怒っている理由や原因はないか広範に探る

もし怒りが収まらないならば
・現在または過去に怒りが引き起こされた経験はないか尋ねる

もし怒りが強まるならば
・許容される限界を示す，または助けを得る
・原因として精神医学的問題または器質性疾患を検討する
・鎮静剤を慎重に使用する

◇**対象を置き換えられた怒り，置き換えられて生じた怒り**

　怒っている患者や家族からすれば，怒りをその原因である人物に向け，その人と対決するよりも，対象をあなたに置き換えるほうがずっと容易である。たとえば，そのようなことになっているとは考えもせずに病棟にやって来て，患者は突然亡くなりましたと告げられる家族がいるかもしれない。そういう場合，患者の死は予期せぬものであったということで医師や看護師を非難し，過失があったとして告訴すると言い出すかもしれない。一番大切なことは，医師がそうした非難に反論しようとするのではなく，なぜ彼らがそのように怒っているのか，その理由を探ることである。患者が亡くなったのは病院のある部署での過失のせいだと思い込んで生じた怒りが完全に取り除かれたとき，彼らは，自分が怒っていたのは，故人に見捨てられたように感じたからだということに気づくかもしれない。そして，

その人を亡くしたことによる深い悲しみを表にあらわし，死別の衝撃について話し始めるかもしれない。

　置き換えによって生じた怒り（displaced anger）は，根底にある罪悪感を覆い隠す働きをすることもある。たとえば，思いがけず夫を心臓発作で亡くした65歳のある女性が，夫の掛かりつけ医に対して強い怒りを抱いた。死の2週間前，夫は胸に激痛を訴え，掛かりつけ医から徹底的な診察を受けた。医師は，胸痛の原因は狭心症だと考え，専門医の受診を手配した。彼女は，医師がもっと早く専門医に紹介していれば夫は死なずに済んだであろうと考え，掛かりつけ医のことを怒っていたのであった。なぜ彼女が怒っているのか，それをさらに探った結果，彼女は強い罪悪感を抱いていることが判明した。彼女は，夫がしばらくのあいだ胸痛を訴えていたにもかかわらず，大げさに訴えているだけだと考えたのであった。彼女は，夫の胸痛をもっと早く真剣に受け止めていれば死なずに済んだのではないかと思っていたのであった。

◇絶望感

　評価をしている最中に，患者は自分から，その辛い状況がよくなる見込みがないように思うと述べたり，それを示唆するような非言語的行動をとったりするかもしれない。それをあるがままに認め，しかし早まって安心感を与えないようにすることが大切である。そうするのではなく，どうして希望がないように感じるのか，その理由を探るとよい。そうすると，絶望というのは自分の置かれた状況に対する理にかなった反応であることが明らかになるかもしれない。

M医師：　あなたは，将来に希望がないように感じるとおっしゃいましたね。どういうわけで希望がないと感じられるのか，お話しくださいますか。

B夫人：　この1年で3回目の再発なのです。前の2回は化学療法が終わ

ってすぐの再発でした。化学療法はとても辛かったです。もう耐えられないと思います。早かれ遅かれ，もうじき死ぬことを知っています。もう治療は受けたくないと思っています。成り行きに任せたいと思います。

　乳癌の再発を来したこの56歳の女性患者は，状況を現実的に評価していた。予後はよくなく，さらなる化学療法が効を奏する見込みはほとんどなかった。困難かもしれないが，医師にできることは，彼女にわずかばかりの希望を与えることであった。そこで医師は彼女の現実をあるがままに認め，予後に対する彼女の認識は正しいと伝え，そして考えられる2つの手立てについて彼女と話し合い，彼女自身の希望を聞いて選択がなされた。

M医師：　おっしゃられたことからすると，効果が確実でないならばこれ以上化学療法を受けるのは嫌だと思っていらっしゃるというように考えてよいですね。現在道が2つあります。1つは，試験的にさらに化学療法を行ってみて，前のような不快な症状が生じるか否か見るというものです。もう1つは，これ以上治療は行わないことに決めるというものです。その場合，これから先どのようになっていくとお考えですか。

B夫人：　しばらくのあいだ，いくらかよい生活を送りたいと思っています。ただ，何が起こるか怖いです。

M医師：　何が怖いのですか。

B夫人：　とても苦しむのではないかということです。

M医師：　そのことについてもう少しお話しくださいませんか。

B夫人：　母は乳癌で亡くなりました。最後の2カ月間，私が看病しました。母は衰弱して，痛み止めを使用していたにもかかわらずひどい痛みに苦しみました。末期のころ自分のこともできなくなりました。私もそうなるかと思うと耐えられません。

M医師： そうですか。お母様の看病をするというとても辛い経験をされたのですね。あなたが，自分もお母さんと同じようになるのではないかと恐れていらっしゃるのも無理ありませんね。ただ，痛みはもちろんのこと，どのような症状に対してもそれをうまく抑え，栄養不良にならないようにして，あなたのためにできる限りのことをするつもりです。

この患者は化学療法を受けないことに決めた。しかし，医師から，これからどのような症状が起ころうとも自分のためにできる限りのことをするつもりであることを伝えられ，彼女は安心した。

要　約

　患者を評価する際は，プライバシーが確保されるようにすることが大切である。それができない場合は，物理的制約があるところで，あるいは時間的制約があるなかで面接することになってもよいか話し合うのがよい。強い感情を抱いている場合は，それをあるがままに認め，それについてもっと話し合うことを取り決めて，それを探るとともに，その理由を見出すと，患者はそうした感情に押しつぶされてしまうことがなくなり，理性を取り戻すことが多い。正常範囲の不安と病的な不安，晴れ晴れしない気分と抑うつを見分けようとするのがよい。怒りは，防衛的にならず，あるがままに認め，その怒りの強さと理由を探ると，最もうまく対処することができる。怒りが収まらない場合は，患者に思い当たる理由や原因はないか思い返してもらうとよい。病的な怒りの場合は，その原因が内科疾患であろうと精神疾患であろうと，許容される限界を示し，最優先事項として取り扱うのがよい。

■文 献

Goldberg, D.P., Jenkins, L., Millar, T. and Faragher, E.B. 1993 : The ability of trainee general practitioners to identify psychological distress among their patients. *Psychological Medicine* 23, 185-93.

Maguire, P., Faulkner, A., Booth, K., Elliott, C. and Hillier, V. 1996 : Helping cancer patients disclose their concerns. *European Journal of Cancer* 32 A, 78-81.

第8章
自分の殻に引きこもる患者と話す

はじめに

　現在の愁訴の経過を述べたり，あるいは手術のような大きな治療を受けたあとでどのような気持ちでいるかを口にしたりするのをとても嫌がるようにみえる患者がいる。彼らを相手にする際，もし患者が自分の殻に引きこもる一般的な理由や原因を知らず，そうした口数の少なさを乗り越えるのに用いるとよいやり方を知らないならば，苛立たしさを強く覚えることになるかもしれない。

> **目　的**
> 本章において述べるのは
> ・患者が自分の殻に引きこもる一般的な理由や原因
> ・引きこもる理由や原因に応じた患者への応対の仕方

患者が自分の殻に引きこもる一般的な理由や原因

患者が自分の殻に引きこもる理由や原因としてあるのは
- パーソナリティ
- 怒り
- 隠された恐怖
- 共謀
- 罪悪感
- 医療スタッフを困らせまいとする気づかい
- 恥や屈辱感
- 抑うつ
- 妄想観念やせん妄
- 混乱状態
- 精神疾患

◇パーソナリティ

　もともと極度に恥ずかしがりで内向的な患者がいる。彼らにとって，自分のこと，とりわけ個人的な事柄をあれこれ語るのは，きまり悪く，苦痛なことである。したがって，彼らは自分の気にかけている事柄の経緯をなかなか話そうとしない。そうした恥ずかしがりの傾向や内向性は，たいてい面接開始時に明らかになるであろう。というのは，患者は視線を交わすのを避け，きまり悪がってみえるだろうからである。彼らはまた，赤面したり，どもったりといったように，落ちつかない気分でいることを表すサインを示すかもしれない。

◇怒　り

　患者のなかには，診断がひどく遅れたと考えて，強い怒りを抱いている者もいるかもしれない。そうすると彼らは，何か話をしてもまたないがしろにされるだろうから，話しても無駄だというように強い不信感や疑念を抱いて診察に向かうだろう。そのほかにも，そんな病気になるいわれはないと思うにもかかわらず，命を脅かす病気や変性性障害を患い，怒りを抱いている患者もいるかもしれない。彼らは，「どうして私が」とか「どうして今」と自問しているかもしれない。彼らは，予後は不良で自分の疾患を根治する手立てがほとんどないということを悟っており，それで何か話をしても無意味だと考えるようになるかもしれない。話しても話さなくても疾患の進行に変わりはないだろうと考えるからである。患者はまた，医師が空言を言って自分を安心させようとしているというように感じ取ると，話す気をなくすかもしれない。

　たとえば，多発性硬化症の再発を来したある女性がいた。医師は，それは一時的なものであり，すぐよくなると言って彼女を安心させた。しかしその後も再発が繰り返し起こり，病状は悪化の一途をたどった。最終的に彼女は，自分の症状について医師と話しても無意味であると思うに至った。というのは，いろいろな症状が出ているにもかかわらず，医師はそのことに目もくれず，彼女は回復すると言い張り続けようとしたからである。

◇隠された恐怖

　多くの患者は，自分の病状が深刻なものかもしれないと感じている。しかし彼らは，事実と向き合うことについて相反した感情（アンビバレンツ）を持っているかもしれない。話した場合，病状の深刻さを認めざるをえなくなり，あまりにも辛い思いになるかもしれない。一方，話さない場合は，それと向き合わずに済む。彼らは自分の病状と気がかりについて話すのを避けているかぎり，思っているほど悪くはないのだと自分に言い聞かせ続けることができるのである。

◇共　謀

　まず患者本人に知らせることなく，また患者の同意を得ることなく，患者の病状に関する情報を家族の人に伝えるのは非倫理的なことである。それにもかかわらず，もし本人に告げると，患者は望みを失い死を早めてしまうから，患者には告げないでほしいと家族が主張し，家族と医師のあいだで示し合わせ，つまり共謀が起こることがよくある。そうした共謀に騙された患者は，家族あるいは愛する人たちからいっそう孤立することになる。患者はたいてい現在の病状の深刻さを悟っているが，誰かと現状を分かち合えたように感じることができず，そのため誰も自分の考えていることや，自分の感じていることに関心を持っていないと考える。こうして自分の状況について何か言ってもほとんど意味がないと思うのである。

◇罪悪感

　患者のなかには，いつも自身の欲求より他人の欲求を優先してきた人たちがいる。そういう人が病気になると，自分はほかの人より多くの援助を受け取るだけの資格がないと考え，医療スタッフはほかの人を助けるのに全力を注ぐべきであり，自分のために時間を使うのはよくないというように思う。彼らは面接開始時から，気になっていることは何もなく，したがって助けを必要としていないと言いがちである。とりわけあなたが忙しくて駆けずり回っているように見えるとき，彼らはそのような態度をとりやすい。ほかの患者が必要としているものは自分よりずっと重大であると考え，あなたやほかのスタッフの重荷になることを気に病むのである。

◇医療スタッフを困らせまいとする気づかい

　第2章で触れたように，患者は医師に好意をもち尊敬するようになると，医師を困らせたくないので，重大な気がかりを増して打ち明けないようになる。こうして，重篤な副作用を経験していても，患者はそのことを認めるのを嫌がるかもしれない。患者は，医師が熱心に治療にあたっているこ

とを知っており，医師に，自分の治療によってこのような問題が生じたということを知ってほしくないと思うからである。同様に，自分の恐怖（たとえば，死ぬのではないかという恐怖）を分かち合うのを嫌がる患者もいる。自分をケアしてくれている医師は，自分が恐怖を抱いていることを知ると思い悩むのではないかと心配するからである。こうした医師を困らせまいとしてとるやり方は，もし家族が知ると過度に苦悩すると思い，自分が本当に抱いている心配事を家族に知られまいとして患者がとるやり方と似ている。

◇恥ずかしさや屈辱感

自分が気にしている問題をメソメソした人間の言う泣き言というようにみて，もっとうまくやってこれたはずだと考える患者もいる。彼らは，うまくやっていけないと医師に言うと，神経症的あるいは恩知らず，または非協力的というように思われてしまうことを恐れる。たとえば，ホスピスにいたある患者は，陸軍のある有名な連隊──近衛ウェールズ連隊(Welsh Guards)──の元隊員で，軍服姿を誇りに思い，除隊後も軍服を着続けていた。不幸なことに，彼は直腸癌を患い，治療は奏功しなかった。癌は急速に進行し，下腹部に人工肛門が作られた。その結果，自分の意思で排泄をコントロールできなくなった。彼はこのことを深く恥じ，トイレのすぐそばにベッドを移してほしいと主張した。彼は病院標準の服を着たほうがよいというスタッフの強い助言を断り，便がもれそうになったときトイレに行くのが間に合わなくなってしまうことを恐れた。しかし，彼は，それを看護師や医師に打ち明けることができないように感じた。というのは，自分は何事もうまくやり遂げてきたと思っていたからであった。彼は自分の殻にひどく引きこもり，医師や看護師と話そうとはしなかった。

◇抑うつ

大うつ病を患っている患者は，第7章で述べたように，気分が著しく低

下し絶望的に思うため，すべてのことに希望を持てず，自分を助けるためにできることは何もなく，したがって自分の気にかけている問題を人に話しても無意味だと考える。また彼らは気力が減退したように感じ，話すというのはあまりにも骨の折れることのように感ずる。彼らは，面接開始時に，何も話すことがないと述べがちである。また，うつ病患者のなかには，強い罪悪感を抱き，自分の病気は罰のようなものであり，自分は助けられるに値しないと考える者もいる。一人の人間として無価値であるという思いや，重荷になっているという思いさえをも抱いているために，うつ病の患者は医師に時間を割くよう求めない。

◇妄想観念やせん妄

患者のなかには，医師が躍起になって自分に危害を加えようとしていると怯える者もいる。初対面だというにもかかわらず医師がそのような対象になってしまうこともある。たとえば，ある患者は話すのを嫌がったが，それは医師がコードという名の国家情報機関の一員であると考えたからであった。何年ものあいだ，彼は，この組織が自分を殺そうと躍起になっていると考え，不利益をもたらすかもしれない余計な情報を漏らしてしまうことを恐れていた。そのため彼は，病歴をとる医師に何か言うことを恐れたのであった。そのほかに患者のなかには，現実場面での妄想（actual delusion）ではなく，医師に対する不信感のせいで，話すのを嫌がる者もいる。

◇錯乱状態

なかには，器質性の疾患を患って錯乱状態を来し，話すのが難しそうな患者もいる。たいてい，注意持続時間が短く，気が散りやすく，そして怯えたり，興奮したりすることが多い。医師から何か言われても，それに集中したり心に留めたりするのが困難で，気分が変化しやすく，感情的であるように見える。

◻︎精神疾患

なかには，精神疾患を患っていて，思考や信念や認識に関して異常な経験をしているために，自分の殻に引きこもっている患者もいるだろう。彼らは注意を集中させるのが困難なように見える。というのは，自分に話しかけてくる声を聞いていたり，医師には見えないものを見ていたりするからである。気が散漫なとき，まるで会話しているように笑ったりあるいは大声を出したりと，奇妙な行動をとるかもしれない。それは，彼らは聞こえてくる声と実際に会話をしているからである。彼らは医師から精神に障害を来していると判断されることを恐れ，自分の経験した奇怪な事柄を打ち明けるのを恐れるかもしれない。声は，患者に，他の人と話すなと盛んに指示しているかもしれない。そして，もし話すとひどい目に遭うぞと脅しているかもしれない。精神疾患は思考障害を伴うことがよくある。そこで精神疾患の患者のなかには，言葉を論理的な順序でつなげることができないために自分の殻に引きこもっている者もいる。その場合，話はまとまりがなく，相互の論理的関連がほとんどない単語の羅列の形をとるだろう。

自分の殻に引きこもる患者への対応

◻︎最初のアプローチ

患者と有益な会話を進めるのは困難であるということに気がついたら，ただちに，患者と一緒に考えるというやり方で，しかし批判的にではなく，そのことを話題にするのがよい。「あなたが気にかけている問題について話し合いを進めるのが難しいように感じます」と言ってもよいだろう。それからちょっと沈黙して，患者に応答する機会を与えるとよい。引きこもっている患者はたいてい，確かに話し合いを進めるのが難しく思うと自分の気持ちを述べるだろう。そのとき，あなたは，どういうわけで難しいと思うのか尋ねるとよい。これを，問い掛け，そして患者が話すのを待つといったやり方で進めていくことが大切である（「どういうわけで話し合い

を進めるのが難しく思われるのか，話しにくいかもしれませんが，そのわけを教えてくださいませんか」）。患者はたいてい，たとえば「無意味だ」「時間の無駄」「そういう気が起きない」「とても憂うつだ」「助けてもらう資格がない」「とても怖い」「とても恥ずかしい」といった明白な言語的手掛かりを送ってくるだろう。そのときそれにただちに気づいて，たとえば次のように言うのがよい。「無意味だとおっしゃいましたが，それはどういう意味なのか説明してくださいませんか」。患者は，次のように返答してくるかもしれない。「私の癌はもう治す手立てがないことは知っています。だから話し合って何の意味がありますか。解決にはならないですよ」。

　たいていの患者は，理解する上で有益なことを言葉で返してくるが，なかには手掛かりとなるものを非言語的に表し，怯えや動揺を募らせているように見える患者もいる。患者が精神疾患を患っていたり，妄想性の信念 (paranoid belief) を抱いていたり，あるいは極度に恥ずかしがりの場合に，そういうことが起こりやすい。そういうときは，ただちに非言語的行動に気づいて，次のように言うのがよい。「こうして話しているうちに，怯えが強くなっていくように見えます。どのようなお気持ちなのか，お話することができますか」。そうすると患者は，「あなたを信用していいのかどうか確信がもてません。あなたは秘密組織コードの人ですか」と言うかもしれない。それであなたが，どうして自分がコードの人間だと思うのかと尋ねると，患者は，コードは20年間躍起になって自分を殺そうとしていると説明するかもしれない。彼は，コードが病院のスタッフに接触し，医師を洗脳して自分を殺す陰謀に引き入れたのではないかと恐れているのである。さらに質問を続けることで，彼が統合失調症を患っているかどうかが確かめられるだろう。

　このようにアプローチしても，うまく話をしてもらえないこともときおりある。そういう場合，次のように言って対応するとよい。「現在のところ，あなたが気にかけていらっしゃる問題について話し合いを進めるのは難しいように思います。明日またお会いして，あなたの様子を見てみると

いうのはどうでしょう。いかがですか」。

こうした最初のアプローチを試みたあとは，自分の殻に引きこもる理由や原因に応じて，対応を変えていくのがよい。

◇理由や原因に応じた有益なやり方

パーソナリティ

もし自分の殻に引きこもるという行動が患者のパーソナリティに起因するものならば，彼らにとって話すというのは当然苦しいことだということをありのままに認め，そして最善を尽くすよう誘うとよい（「気にかけている事柄について私と話すのが難しいと感じていらっしゃる，その理由が理解できました。けれども私に話そうとしてみることが大切です。あまりにも苦痛で，恥ずかしいと感じられたら，いつでも結構ですから，そのようにおっしゃってください。そうすれば止めます」）。もし患者がもともと不信感の強い人ならば，次のように言ってみるとよい。「そういうことでしたら，私を安易に信用してはならないと思っていらっしゃるのかも知れませんね。これから一緒に行いたいと思っているのは，あなたが気にかけていらっしゃる問題について話し合いを始めることです。私が正確に理解していないように感じられたら，いつでも結構ですから，どうぞそのようにおっしゃってください。そうすれば正しく理解するように努力します」。

怒り

第7章で述べたように，怒りの気持ちをありのまま認め，患者に怒っている理由をなんとかして言い表すことができるか尋ね，そして系統だった病歴聴取をしようとする前にその怒りの理由を探るのがよい。探った結果，理にかなった理由が判明したら，次のように言うのがよい。「どうしてあなたがこれほどまでに憤慨していらしたのか，そのわけがいま分かりました。そういうことでしたら私を信用できないように思われるのも不思議ありませんね。まず，あなたが気にかけていらっしゃる問題を理解する上で

重要なことをいくつかお聞きしてもよろしいですか」。そうすると，たいていの患者は病歴聴取を始めるのを許してくれるだろう。患者が言うことに気をつけ，重要な手掛かりに気づいてそれを探り，第3章で述べた「積極的な面接」手法を用いるならば，患者は，あなたが自分に関心を持っていることに気づくだろう。その結果，おそらくは患者はもっと自分のことを語り始めるだろう。

もし怒りに満ちた患者が，話しても治るわけではないから話すのは時間の無駄だとして，話したくないと言うならば，たとえば次のように言って患者の気持ちに理解を示すとよい。「そうですね。あなたのおっしゃる通りです。話をしても，あなたのAIDSに対する積極的治療はもはやないという事実は変わらないでしょう。けれども何か自分のことで気にかかっていることがあるならば，少なくともそのいくつかについて，何かお力になれるかもしれません」。たいていの患者はそういう誘いを受け入れ，解決を図る必要のある気がかり——身体的なものであれ心理的なものであれ，あるいは社会的なものであれスピリチュアルなものであれ——を打ち明けてくれるだろう。

もし患者が以前に空言を言われて安心感を与えられたことがあるならば，次のように言うのもよいだろう。「以前，あなたが経験されたことを考えると，私が言うことは信じてもらえにくいかもしれません。しかし結果はすべてお伝えしてありますから，病状についてあなたを欺くつもりはありません」。

隠された恐怖

患者が話しづらそうにしている場合，そうしているのはどうしてなのか，まずそれを探り，話すと直面したくないことに直面せざるをえなくなるからだということが分かったら，患者にその相反する感情を突きつけるとよい。「話すと，心配していらっしゃる事柄について話さざるをえなくなるので，私に話すのをどうしょうかと迷っていらっしゃることが分かりまし

た。また話さないでおけば，それについて考えずに済むので，話したくないと思っていらっしゃることも分かりました。あなたの心のなかの，心配事に立ち向かってみようという気持ちの部分と協力して，その問題に関して何かできることはないか検討してみましょう。どうでしょう。何が問題なのか私に話してみる積もりはありませんか」。たいていの患者は，相反する感情を乗り越え，気がかりとなっていることについて話そうとするだろう。

P氏： 4年前に多発性硬化症になりました。そのせいで視力が低下し，歩くのが困難になりました。完全に身動きできなくなって役立たずの体になるのではないかととても心配でした。しかし3カ月間の治療でとてもよくなりました。ところがまた症状が出てきました。それがどういうことを意味するのか，怖いです。今度出た症状について話すのがとても辛いです。

J医師： 完全に身動きできなくなるのではないかととても心配されたわけですから，また症状が出現したことについて話すのが辛いと思われるのも無理ありませんね。よろしければ，何が心配なのか，正確におっしゃってくださいませんか。

P氏： 今度は性欲に影響が出ています。勃起しなくなり，妻は，私が妻に関心を無くしたと考えています。私は新しい仕事に就いたばかりで，ゆったりする時間がありません。疲れ切っています。指を使ってコンピューターのキーボードをうまく扱うことができません。

J医師： あなたが心配していらっしゃる理由が分かりました。これから，あなたが気づかれた症状について詳しくお聞きして，それから体を調べます。そのあとで，どのようなことが予想され，どのような検査が必要か話し合うことにしましょう。よろしいですか。

P氏：　　はい。

共　謀
共謀の犠牲者となって辛い状況に置かれている患者には，思いやりをもって，たとえば次のように言うのがよい。「ご家族の人が，もちろんそれなりの理由があったこととは思いますが，本当のことを話してくれないように感じられて，さぞ辛いお気持ちだったことと思います。私は，あなたご自身が本当の病状についてどのように考えていらっしゃるのか心から気になっています。まず，これまで病気や治療についてどのように考えてこられたのかお話しくださいませんか」。このように言うと，たいていの患者は本当の病状を理解しており，自分の病気が命にかかわるものであるという事実を知っていることが明らかになる。そのとき患者の認識を家族と分かち合うことが大切である。

罪悪感
もし患者が，迷惑をかけていると言って罪悪感を表した場合は，まずなぜ医師の時間を取ってはよくないと考えているのか，その理由を探り，ついでほかの人たちと同じように援助を受けるのは正当なことだということを説明するとよい。患者の身に実際何が起こっているのか，それを医師に言うことが最も重要なことで，そうしないと援助することができないだろうと強く言うことが大切である。

医療スタッフを困らせまいとする気づかい
あなたがあまりにも忙しそうだからという理由で，ないしは自分の気がかりであなたを悩ませたくないという理由で，話すのを控えると患者が言う場合は，そういうふうに見えるかもしれないが話す時間はあるということ，そして気にかけている大きな問題は何なのかを医師に伝えるのが重要だということを患者に教えるのが大切である（「私がとても忙しそうに見

えるので私に迷惑をかけたくないと気を使っていらっしゃることは分かりました。けれども，必要なら自由に使える時間が20分あるということをはっきりお伝えしておきたいと思います。どんなことでも構いませんから，いま気にかけていらっしゃる問題に的を絞ってお話しできればと思います」)。第4章[1)]で述べたように，たとえば話の方向を定めた上で自由に話をしてもらうことを求める質問文を用い，患者の考えていることと抱いている気持ちについて尋ねるという先を見通した積極的なやり方で，患者の胸中を明らかにすると，あなたが患者の苦難と憂慮を心から理解したいと思っているということが患者に伝わる。

M医師： 私が忙しく，自分の抱えている問題を理解してもらえる時間的余裕がないように見えるので，その問題について話すのを控えるとおっしゃいました。けれども必要なら自由に使える時間が20分あるということをお伝えしておきたいと思います。あなたがいま困っていらっしゃること，それから気にかけていらっしゃることについて的を絞ってお話しくださいませんか。もし時間が不足するようでしたら，近いうちにまたお会いできる機会を設けましょう。それで，あなたがひどく気にかかっていらっしゃることについて教えてくださいませんか。
C氏： 先生に迷惑をかけているのではないかと心配です。
M医師： どういうわけでそのようにおっしゃるのですか。
C氏： 家庭医の先生からは，思い過ごしだと言われたからです。
M医師： どうされたのかおっしゃってくださらないと，何とも言えません。ですから，あなたがひどく気にかかっていらっしゃることについて教えてくださいませんか。
C氏： 胸の痛みがだんだんひどくなってきました。このあたり（胸部中央を指す）がギューとなります。万力で締めつけられるようです。気を失うほど怖いです。

M医師： そのことについてもう少しお話しくださいませんか。
C氏： 心臓発作で突然死ぬのではないかと考えています。
M医師： どうしてですか。
C氏： 私の家族のなかで男性は，父も2人の兄弟も皆そうでした。残っているのは私だけです。皆50代前半で死にました。おまけの人生を生きているような感じがします。いつ何時，終りが来るかもしれません。
M医師： 道理で不安に思っていらっしゃるわけですね。まずしなくてはならないのは，この痛みについてもっと調べることです。それから診察をして，どのような検査が必要か話し合うことにしましょう。よろしいですね。

恥ずかしさや屈辱感

患者が，話をすると屈辱的な思いをするので話したくないという場合，たとえば次のように言って，その苦しい思いをありのまま認めてあげることが大切である。「あなたがおっしゃることを考えると，恥ずかしいことなので気にかかっていることを私に話しにくいと思っていらっしゃることが分かりました。どんなことであれ，とても苦しい思いをされてきたのですね。でもそれを心のなかに閉じ込めておくよりも，思い切って話したほうが楽だということが分かるかもしれません。ただ，もしそれについて話したくないと強くお思いでしたら，もちろんそれで結構です。無理強いするつもりはありません」。

L医師： ある具体的なことで悩んでいらして，そのことについて話すのはとても恥ずかしいとおっしゃいましたね。それが何なのか教えてくださらないと，あなたの力になることができません。もちろん話しにくいと思っていらっしゃることもよく分かります。けれども，あなたが悩んでいらっしゃることを思い切って話す

	と，もっと楽な気持ちになれるかもしれません。
W氏：	とても話しにくいことなのです。過去数カ月のあいだ勃起しにくくなってきました。どうにもならず，妻は私に愛想を尽かしてきています。妻は私に女がいるに違いないと考えています。
L医師：	どのくらいのあいだ，その問題でお困りですか。
W氏：	人工肛門形成術を受けてからです。夫婦生活のとき，人工肛門の部分が妻に触れ，妻が嫌悪感を抱くのではないかと心配です。妻は，そんなことはないと言いますが，私はそうだろうと心配しています。このことを考えるとダメになってしまいます。

抑うつ

　気分が沈んでいて，とても疲れた感じがするので話す気力がないと言う患者の場合，努力してみるよう励ますことが大切である。沈んでいるたいていの患者は，たとえば次のように言うと，努力して話をしようとするだろう。「あなたが経験されてきたことを話すのは，大変だということは分かります。けれども努力してみることが大切です」。そして，大うつ病の診断基準に当てはまるか確認することが大切である（第7章参照）。

　もし患者が，何をしても無意味だというように感じているならば，その思いをありのまま認め，しかし話をしてみるよう促すことが大切である（「何事も無意味で，何をしても自分の沈うつな気分は良くならないと先程おっしゃいましたね。けれども，お話をお聞きしてみないと，本当に良くならないと言いきれるのかどうか分かりません。どのような状態なのか教えてくださいませんか。何をしても無意味だとお考えでも，この問題について何かお力になれるかもしれません」）。

錯乱状態

　最初に行うことは，患者が錯乱状態にあるか見極めることである。そのために，時間，場所，日付についての見当識の確認，どの位置に何がある

かを覚えてもらい，直後，2分後，5分後に想起を求めることによる短期記憶の評価，そして最後に，100から7を引き，得られた数からさらに7を引き続けてもらう連続7減算検査を行う。また，何か異常な体験（錯覚 illusion，見間違いや聞き間違い misinterpretation，幻覚 hallucination）をしていないか，スタッフから危害を加えられようとしているという妄想性の恐怖といった誤った信念（false belief）を抱いていないか尋ねるとよい。

いったん診断が確定したら，患者にその錯乱状態について明解に説明し，そのせいで異常な体験をしているのだと言って安心させることが大切である。錯乱状態を来した原因を手を尽くして調べる一方で，患者には，静かで明るい部屋で看病を受け，定期的にスタッフが世話にくることを説明するのが大切である。錯乱の原因を調べているあいだ，錯乱状態にある患者を鎮めるために鎮静剤の処方を忘れてはならない。ハロペリドール，チオリダジン[2]，ロラゼパムがたいてい有効である。

錯乱の原因を速やかに確定することが極めて重要である。

錯乱の原因
・服用中の薬物
・薬物およびアルコールの乱用
・肺感染症および尿路感染症
・心血管障害
・生化学電解質障害
・頭部外傷
・器質性脳疾患

早い段階で上級医あるいは精神科医の助言を得るのがよい。錯乱した患者の行動はたいへん混乱しており，制御するのが困難になることがあるからである。

精神疾患と妄想性の観念

奇妙な振る舞いをし，現実から遊離しているように見える患者に出会った場合，たいていの医師は危惧を抱く。攻撃的な患者かもしれないと不安になることが多いからである。しかし，そうした患者は，医師が自分の異常な体験を引き出し理解しようとしているということを知ると，たいてい落ちつく。したがって，そうした異常体験について言語的あるいは非言語的に表された手掛かりとなるものに気づき，それに応答することがとりわけ重要である。次は，統合失調症のある男性患者が，入院後，彼の問診記録を取るように言われた女性医学生の面接を受けている場面である。

J医学生：どうして入院されたのか，お話しくださることに同意してくださってありがとうございます。話していると，すぐ気が散ってしまうみたいですね。たいへんだとは思いますが，どうされたのか教えてくださいませんか。

D氏：　声が聞こえてくるのです。私にずっと話しかけてきます。秘密を漏らすな，さもなければ面倒なことになると言っています。

J医学生：声とおっしゃいましたが，正確に言ってどのような声ですか。

D氏：　声が聞こえませんか。

J医学生：私には聞こえません。もう少し詳しく教えてくださいませんか。

D氏：　この部屋のどこからか聞こえてくるのです。

J医学生：だれの声か分かりますか。

D氏：　両親のです。

J医学生：でも，ご両親は，今ここにはいらっしゃいませんね。

D氏：　けれども両親の声がまだ聞こえるのです。はっきり聞こえます。

J医学生：何と言っているのか教えてくださいませんか。

D氏：　あなたにわれわれの秘密を漏らしてはならないと言っています。

J医学生：話しにくいかもしれませんが，どのような秘密なのか教えてくださいませんか。

D氏：　　私はチャイルド博士です。私は本当に女王の子ども(チャイルド)なのです。でも誰もそれを認めようとしません。もし私がそのことについて話すと，両親に面倒なことが起こります。
J医学生：ご両親のことは別として，あなたが女王の子どもであると考えるほかの理由はありますか。
D氏：　　女王がテレビに映ると，女王が私に話しかけ，私は女王の息子だと言っているように感じます。
J医学生：どのくらい強くそのように思われますか。
D氏：　　確信しています。宮殿にいる女王に手紙を書き続けています。ただ返事は一度もありません。
J医学生：ほかに気にかかる体験をしたことはありませんか。
D氏：　　ありません。

　別の例では，とても混乱しているような患者に医師は適切に応じている。

L嬢：　　理路整然と考えることができません。考えがこんがらがっているみたいです。
S医師：　正確に言って，いまどのような状態ですか。
L嬢：　　何かについて考え始めると，すぐそれがどこかに行ってしまいます。とてもいらいらします。誰かに私の考えが奪われていくような感じです。

　もし患者が，声が聞こえる，ないしは思考の流れが滞ると訴えるならば，統合失調症のほかの症状，たとえば思考奪取（「自分の考えていることがいつ何どきでも誰かに奪い取られていくように感じることはありますか」），思考吹入(すいにゅう)（「誰かから考えを吹き込まれるように感じることはありますか」），思考伝播（「自分の考えていることがそのまま誰かに知られてしまい，自分の考えを秘密にしておくことができないように思うことはあ

りますか」）について確認することが必要である。そうした精神病的な症状を，患者は辛く苦しいものとして体験することがある。したがって，その及ぼす影響を確認し，場合に応じて自殺の危険性がないか見定めなければならない。それゆえＳ医師はこの統合失調症患者に，お前はクズで売春婦であると言う声が聞こえてくると，どのような気持ちになるか話すよう求めたのだが，それに対して彼女は次のように答えたのであった。「もう限界。もう我慢できない。この声から逃げる必要がある」。そこで，Ｓ医師は，逃げるというのはどういうことかと尋ねた。すると彼女は自殺することだと答えた。そういう場合，医師は，第９章で述べるようなやり方を用いて自殺の危険性を評価し，適切な行動をとらなければならない。患者が混乱しているとき，そういう手掛かりとなる明白なものが何を意味しているのか，それを確かめておかないと，悲惨な結末に至ることがある。

Ｐ医師：　最近頭痛がひどいので脳腫瘍ではないかと不安だとおっしゃいましたね。また混乱しているともおっしゃいましたね。しかし検査では頭に悪いところは何も見つかりませんでした。ただ，とても不安だということは分かります。そこであなたの家庭医の先生に連絡して，ジアゼパムを処方してもらうようにしましょう。

　上の例で，Ｐ医師が面倒がらずに，患者が「混乱している」という言葉で何を言おうとしているのか明確にしていれば，別の展開もあっただろう。患者は「混乱している」という言葉で，家庭内のことで参っているということを話してくれただろう。彼は，母親が本当の母親ではなく，自分を殺すために差し向けられた替え玉であり，本当の母親は誘拐されてしまったのだと強く考えていた。帰宅したとき，彼は，母親は替え玉であり，自分を殺そうとしていると確信し，母親を殺害するに至った。この例が教えることは，自分は誰かから苦しめられており，危害を加えられるかもしれな

いと述べる精神病患者に出会った場合は，即座に精神科医に意見を求めなければならないということである。

要　約

　自分の殻に引きこもっている患者に出会うと，厄介な患者として片づけ，もっと協力的な患者の力になろうと思いがちである。しかしそうすると，そういう患者はもっと引きこもるようになり，さらに話すのを嫌がるようになるだけである。

　患者が引きこもるのは，それなりの理由や原因があることが多いということを覚えておくのがよい。会話に入るのが困難だと感じたら，患者を促して話すのが困難な理由を説明してもらい，その説明のなかで示される手掛かりとなるものを探るのがよい。そうすれば，きっと患者との実りある会話が確立されるだろう。

第9章
自殺する可能性のある患者と面接する

はじめに

　慢性的な病気を患い，憂い苦しむとともに次第に不自由になっていく体と向き合っている患者，あるいは今後さらに病状が進行し身体的衰弱や死に至る恐れのある患者は，そうした病気を抱えていない者よりも，自殺を企てる危険が高い。したがって，このような身体疾患の患者を診る医師は自殺の危険性を評価し，いつ精神科に紹介すべきか察知できなければならない。

　自傷目的で薬を大量に服用するなどして事故・救急部（Accident and Emergency Department）に運び込まれる者は，英国国内だけでも年間おおよそ10万人にのぼる。このうち，パラセタモール（アセトアミノフェン）といった薬物の摂取によるものが半数近く[1]を占め，ほかの方法（たとえば，刃物の使用）によるものが10人のうち1人程度であろう。そこで，医師は患者のこうした自殺の危険性について評価でき，いつ精神科医の診察を仰ぐか知っていることが極めて重要となる。英国の多くの医療サービス提供運営機関（National Health Trust）[2]は，そうした患者は，精神科医か，リエゾン精神科の専門看護師による正式な精神医学的評価を受

けなければならないとする方針をとっている。しかし専門が何であれ医師は皆，自殺の危険性に対して注意を怠らず，自殺の危険性の評価法を知っている必要がある。自殺を行った人の約90％は，診断可能な精神疾患に罹かっていたにもかかわらず，精神疾患だと認識されなかったり，適切な治療が提供されなかったりした者なのである。

> **目的**
> 本章で述べるのは
> ・自殺と関連する精神障害
> ・こうした精神障害の評価法
> ・自殺の危険性を高める要因
> ・自殺の危険性の評価法
> ・患者を自傷行為から守るためにとるべき措置

自殺と関連する主要な精神障害

> **自殺と関連する精神障害**
> ・大うつ病
> ・統合失調症
> ・アルコールや薬物の乱用
> ・全般性不安障害やパニック障害
> ・パーソナリティ障害

◻ 大うつ病

　うつ病の診断については第7章で述べた。患者がうつ状態にある場合，何より大切なことは，自殺の危険性を示唆する精神状態の特徴はないか評

価することである。患者が，自らの将来に関して，また他の人に関して否定的に思い詰めてはいないか，自分の健康状態に関して，また一人の人間としての自分自身に関してどのように感じているか，そして何か特別の気がかりや懸念を抱いてはいないか，こうしたことを確認するのがよい。そういう場合，「将来についてどのようにお考えですか」と聞くとよい。こうすると，患者が絶望感や生きていても無意味だというような気持ちを抱いているか否かが明らかになる。また「ほかの人との関係はどのような感じですか」と尋ねるとよい。自分が他の人に迷惑を掛けているという思いは自殺の危険性を高める。自分の健康状態をどのように見ているかということについても質問するとよい。この先耐えられないような精神的あるいは身体的な苦しみを体験するだろうと考えている患者は，唯一の解決法として自殺を考えるかもしれないからである。自分は価値がない，役に立たないといった気持ちを示す言動がないか確認するために，一人の人間としての自分自身をどのように考えているか尋ねるとよい。そのような質問を行うと，患者は罪悪感を抱いており，生き続ける資格がないと考えていることも明らかになるかもしれない。将来に関して何か特別の気がかりを抱えてはいないか患者に尋ねると，破産や再度の大惨事（a second holocaust）[3]や家族の事故死といった何か悲惨な災禍が起こるのではないかと怯えていることが明らかになるかもしれない。患者が，自分は家族に迷惑を掛けているというように思うならば，誤った考えではあるが，自分がいなくなったほうが家族は幸せになるだろうと考えるようになるかもしれない。

　死別を体験したばかりで，臨床水準のうつ状態に陥った患者は，死別と抑うつという苦痛があまりにもひどく，解決できないように思うかもしれない。その結果，そうした悲痛から逃れるために自ら命を絶つことを考えるようになるかもしれない。また，あの世に行けば，愛する人と一緒になれると考えているかもしれない。

　したがって，自殺と結びつく次のうつ病の主な精神状態の特徴がないか，

探ることが大切である。

> うつ病において，自殺と結びつく主な精神状態
> ・生きていても意味がないという思い
> ・絶望感
> ・罪悪感
> ・迷惑を掛けているという思い
> ・役に立たないという思い
> ・自分がいなくなったほうが他の人は幸せになるだろうという思い
> ・将来を思い描くことの困難
> ・不治の大病を患っているという恐怖に取りつかれている
> ・この先も苦しみを体験するという恐怖に取りつかれている
> ・死別を体験したばかりで，その悲痛から逃れたいという願い
> ・うつ病による苦しみから逃れたいという願い

　最も良い予測方法の1つは，患者を評価しているときに，あなたがどのように感ずるかというものである。もし面接を行っていて気分が沈むようなら，それは重要な臨床的サインであり，続けて適切な質問を行い，患者を注意深く見守っていくのがよい。

◻**統合失調症**
　統合失調症の患者は，いくつかの理由で自殺する危険性が高い。彼らは，たとえば，これから自分に危害を加えるという声が聞こえたり，妄想をもったりするが，そうした精神病的な体験があまりにも不快で苦痛に満ちたものであるため，それから逃れるには自殺するしか方法がないと強く考えるからである。
　もし統合失調症を患っているのではないかと思ったら，その精神病的な体験について話すよう勧めることが大切である（「声が聞こえてくるとき，

どのような感じなのか正確に説明してくださいませんか。その声はあなたにどのように働きかけますか」)。声が患者を口汚く罵るようなものならば，あるいは患者に自殺せよと指示するようなものならば，自殺の危険性はたいへん高い（「自分でも知ってるんだろう。お前はゴミだ。死んで当然だ。高速道路の橋に行って飛び下りろ」)。

　患者がこのような体験によってどの程度苦痛を感じているか，そして自殺することでその苦痛から逃れようと思っているか否か確認することが不可欠である。

T医師：　あなたは，こうした声がとても不快だとおっしゃいましたね。どのように不快なのですか。
A氏：　うんざりだ。
T医師：　どういうことですか。
A氏：　もう耐えられない。
T医師：　どういう意味なのかおっしゃってくださいますか。
A氏：　もう我慢できない。限界だ。死ぬしか方法がない。

　統合失調症はまた，感情を以前ほど敏感に体験できないとか，理路整然と考え，考えをまとめることができないといった陰性症状をもたらすことがある。そうした変化は，とりわけ芸術家のように創造的能力を持った人にとっては，ひどく心を混乱させるものとなりうる。たとえば統合失調症の急性エピソードが生じた若い画家は感情の鈍化を来した。彼は，絵を描くのに必要なほとばしるような感情をもはや体験することができないと苦悩を訴えた。彼は絵を描く能力が落ち，絵の水準が下がったように感じたため，不安を抱いた。

　精神科に入院し，急性症状（被害妄想と幻覚）は薬物治療によって改善された。また自分の体験がスタッフに理解してもらえ，彼らから支えられていると感じ，感謝の気持ちを抱いた。数日後かなり良くなったように見

えたので，病棟スタッフは2日間外泊しても大丈夫だと考えた。外泊中に彼は自殺を企てた。彼は大好きであった母校——そこは，彼にとって，画家への道の出発点となった場所であった——に行き，学校の屋根の一番高いところに登り，飛び下りたのであった。彼は両親あてに遺書を残していた。それには，感情が鈍くなって，絵の水準が下がったため，これからの人生を考えることができないと書かれていた。彼は，急性症状は改善したが，感情は回復しないだろうと考えていた。このことについて彼は何も治療チームに打ち明けなかった。彼は，感情の鈍化は避けられないものであり，治療をしても治ることはなく，したがって，第2章で述べたように，それについて話しても無意味であると考えていたのであった。

◻アルコールや薬物の乱用

　アルコールの乱用は自殺の危険性を大幅に高める。とりわけ，アルコール乱用者が最近，たとえば離別や失業といった人生上での否定的大事件を体験している場合にそうである。アルコールは，最初は脱抑制の作用を及ぼすが，その後は抑制剤として働く。もし患者が，すでに臨床水準でうつ病といえる状態にあるならば，自殺の危険性は極めて高い可能性がある。したがって，耐性の変化，抗いがたい飲酒欲求（実際に飲酒に至ったか否かは問わない），断酒時における離脱症状（たとえば，振せん感），そして中等度の飲酒後であっても記憶欠損が生じるか否かなど，アルコール依存のサインについて確認することが大切である。

　不幸なことに，そうした患者は酒の臭いを漂わせながら事故・救急部あるいは外来を訪れる。そうすると，適切な病歴の聴取や精神状態の評価が行われる前に，外に追い出され，酔いが覚めてから来るようにと言われてしまいがちである。自殺の危険性があることを考え，医師は否定的な感情を乗り越えて，そうした患者がうつ状態にあるか，自傷行為を行おうと考えているか，こうしたことを見定めようとすることがとりわけ重要である。同様の注意は，薬物を乱用していると認められる患者についても当てはま

る。

◇全般性不安障害やパニック障害

　医師は，病院で働いているうちに，強い苦悩や憂悶といった不快な感情に慣れてしまい，そうした感情をありふれたことと見なすようになりやすい。そのため，全般性不安障害や，きっかけもなく起こる型のパニック発作が引き起こす苦悶の程度を過小評価する。パニック障害の場合，患者は，突然パニックの感情に圧倒され，死ぬのではないかと恐怖を抱く。極度の不安やパニック障害は自殺の危険性を高めることが知られている。発作に伴って生じた死ぬことへの恐怖から逃れる唯一の手段として，自殺を考えるからである。

◇パーソナリティ障害

　「パーソナリティ障害」とは，どんな時や状況でも一貫して不適応なやり方で行動し，そのせいで人生において否定的な出来事が引き起こされてしまう人々を診断するために用いられる用語である。たとえば，自身の行動のせいで個人的な人間関係の破綻を繰り返し体験している人が，これに当てはまろう。しかしその人間関係の破綻は，今度は不安や抑うつ，あるいはアルコールや薬物の乱用を引き起こす。医師が患者はパーソナリティ障害だと考えた場合，抑うつといった精神疾患の症状を低く評価し，自殺の危険性をも軽視してしまう危険性が高い。したがって，そうした患者を評価する際には注意を払うことが大切である。個人的にそうした患者を好きになれず面接を早めに切り上げたいと思う場合でも，精神疾患が合併してはいないか，自殺の危険性はないか，最善を尽くして評価するのがよい。

自殺の危険性を高める一般的な要因

　患者を評価していて，病歴から自殺する危険性が示唆されたら，何か重

要な要因がないか確認することが大切である。

> **自殺の危険性を高める一般的な要因**
> ・社会的孤立
> ・最近の離別あるいは死別
> ・失　業
> ・周りに力になってくれる人がいないという思い
> ・身体障害を伴う慢性的な病気，あるいは痛みを伴い命を脅かす病気
> ・幼少時における死別
> ・崩壊家庭の出身
> ・子どもがいないこと
> ・敵意を向けると同時に依存的であるという人間関係
> ・自殺企図の経験

◨危険性のある患者の評価

　もし自殺する危険性があることを示す確かな言動があるならば，患者にそのつもりがあるか探ることが最も重要である。自殺の意図があることを精神科医に知らせると，その精神科医は真剣に対応してくれるだろう。「これまでに自殺しようとまで考えたことはありますか」と尋ねることを忘れてはならない。医師は，自殺の危険性が明らかではない場合，この質問を行うことに消極的であることが多い。そのように尋ねると，患者は怒るのではないか，動揺するのではないかと不安を抱くからである。しかし，あなたは，自分が，必要不可欠な評価という業務を行う専門家であることを忘れてはならない。自殺を考えているたいていの患者は，それについて話す機会が与えられると安心する。
　はっきりと尋ねられないと，自殺を考えている患者の多くは，それは恥ずかしいことだと思っているために，胸中を自分からは明かさないだろう。

もし患者が自殺の意図を口にしたならば，「どのような方法でそうしようと考えましたか」「どのような手段がいいと考えていらっしゃるか，教えてくださいませんか」と尋ねることを忘れてはならない。そうして，彼らを励まして，そうすることについてどのように考えているか正確に説明してもらうとよい。あなたが，患者の意図と計画を評価しているときに大切なことは，その計画は，彼らの見方でだが，うまくいきそうか否かということである。実は医学的に見て致死量とは言えないにもかかわらず，薬を数錠飲んで死のうとする人もいる。そういう場合でも，ともかく，数錠飲めば死ねるという彼らの見方がその人の行動を決定づけているということを理解する必要がある。

　また，死ぬ前に発見されることを見込んでいるか否かを見定めるために，どのような状況で自殺しようと考えているか確認することが大切である。たとえば，もし患者が，自分の行おうとしていることについてヒントとなるものを誰にも知らせずに，自動車で荒野の寂しい場所に行って命を絶とうと考えている場合は，最大限の注意が必要である。数分後には家族が帰宅するのを知っていて薬を数錠飲むという計画をたてている場合は，それよりも危険性が低い。もし患者が過去に自殺を企てたことがあるならば，未遂に終わったことについてどのように感じているか確かめることが必要である（「まだ生きているということを知ったとき，どのように感じられましたか」）。

　患者のなかには，自殺したいと思い，計画も立てたが，踏み切ることができないでいると述べる者もいる。この場合，何が患者を思い止まらせているのか明らかにしておくことが大切である。思い止まらせる要因として，一般によく見られるものに，自殺は罪であり受け入れられないとする宗教的信念や，愛する者に衝撃を与えてしまうのではないかという気づかいや，痛いのではないかという恐れや，あるいは失敗することに対する恐れなどがある。

　そこで，あなたは，患者の自殺行動を思い止まらせているようにみえる

要因と，自殺の危険性を高めると示唆される要因とどちらが大きいか，重み付けをしてみなければならない。精神活動が低下しているが自殺したいという気持ちを述べるうつ病の患者を評価するときは，自殺の危険度を見極めるのが困難かもしれない。彼らは，何事につけてのろのろしておりエネルギーが不足しているように見え，自殺を企てても既遂に至ることはなかろう。しかし，いったんうつ病の治療が始まり，エネルギーが回復していくと，気分が真に上昇する前に自殺を行うことが可能になる。そういうわけで，自殺したいと思っていた患者が治療を受け，回復しつつあるようにみえるときは，前よりも高まった危険性について適切に評価することを忘れてはならない。

　もし自殺の危険性が高いと判断されたならば，時をうつさず，自殺することのないように患者を保護する義務がある。患者に自殺する手段を持っているか尋ね，それらの物を捨てるよう勧めるべきである。即座に精神科医に意見を求め，ただし精神科医が評価する手筈を整えるまで，患者が1人で放っておかれることのないようにすべきである。患者に自殺の機会を与えないようにするために，常に誰か患者のそばに付き添っていることが必要である。

　あまりにも抑うつあるいは妄想がひどく，大きな災禍が起こった，あるいはまもなく起こると考え，自分の命はもとより家族の命も潰えると考えている患者もいる。そうした患者は自分の命を絶つ前に，家族を殺害する危険性があろう。たとえば悲惨な災禍（破産など）が家族に襲いかかってくると考える患者がいよう。そういう患者は，今や自分また家族に将来はないと考え，悲惨な前途から守るために家族を殺害し，それから自ら命を絶つであろう。そうした患者には，「病気になられて，ご家族の将来についてどのように考えられますか。将来家族が辛い思いをすることのないように，家族を道づれにしようと思うことはありませんか」と問うことは必要不可欠である。

　本章を読んでいて，自殺の危険性について評価するのは精神科医に任せ

るべき事柄ではないだろうかと思われるかもしれない．しかし，自傷を企てようとしていることが明らかな患者は別として，一般の患者が精神科のチームから自殺の危険性という観点で評価を受けることはなかろう．そこで，一般診療で患者を評価する場合，自殺の危険性を適切に見定め，必要に応じて専門医の診察を仰ぐことが極めて重要となる．不幸なことに家族を数人殺害して自害したという新聞記事があとを絶たないが，それは危険性を認識し，適切な行動をとることに失敗しているからである．

効果的なコミュニケーションがもたらすもの

　自殺を考える患者の多くは，精神障害やパーソナリティ障害あるいはそのほかの関連要因を抱えているか否かに関係なく，自殺について相反する感情を持っている．患者の心の大部分は自殺を試みたいと思っているが，助けられたいと思っている心の部分もたいてい少しはある．医師が，自殺したいという人に向って，そう思うようになった理由を心から理解したいと思っているという思いを示すと，その医師と，生き続けたいと思っている患者の心の部分とのあいだに橋がかかるだろう．自殺の理由は，そのときにおけるその人の見方である．したがって，それを軽く扱うのではなく，ありのままに認めることが最も大切である．

　患者は理解してもらえたと感じると，あなたは「抱える力（holding power）」を備えた存在になる．患者は，あなたが自分の気持ちを心から理解しようと努力してくれているということを大事に思い，自分を助けるために何かがなされ始めていると感じるようになり，当面の自殺の危険は低下する．

　患者が自殺を行う危険性が高いならば，どのような状態だとあなたが考えているか，率直に述べることが大切である．たとえば次のように言うのもよいだろう．「気分がひどく悪いご様子なので，思い詰めて自殺するのではないかと気がかりです．自殺のことを考えるのは，憂うつな気分と密

接に関連していると思います。奥さんを亡くされたストレスで憂うつになったのだと思います。ストレスのせいで，あなたの脳に生化学的な変化が起こり，あなたの脳はいま，正常な気分を保つのに不可欠なある化学物質を作れなくなっているのです。それで，だんだん惨めな気持ちになってきて，ますます自殺のことを考えるようになってきているのです。そういうわけで，奥さんを亡くされたいま，人生に希望がなく空虚に感じ，生きていても仕方がないと感じていらっしゃるのだと理解することができます。死ねば奥さんとまた一緒になれるように思うので，自殺するというのは魅力的な提案です。けれども，もし私たちに治療のチャンスを与えてくださるなら，私たちはあなたの憂うつな気分を治すことができるかもしれないということを説明しなければなりません。奥さんを亡くされて，まだ悲しみにうちひしがれていることとは思いますが，死別に対してもっと建設的に解決の方向に向かうことができるかもしれません。同僚の精神科医に診てもらって，どのような手順が最良か決めるというのはどうでしょう」。

患者は，自分がどうしてひどく悪い気分なのか合理的な説明を聞くと，たいてい安心し，あなたの評価や助言に従いやすくなるだろう。

要　約

自殺する可能性のある患者に対して，自殺の危険性に関する患者独自の特徴そして一般的な特徴をもっているか，かならず確認しなければならない。もし危険性の特徴が認められる場合は，次の重要な質問をすることが大切である。

- ・自分の人生が終わったように感じたことはありますか。
- ・どのようにして死ぬか，計画を立てたことはありますか。
- ・どのような方法を考えましたか。
- ・実行する寸前までいったことがありますか。

- 正確に言って,どのようにしましたか。
- 実行したけれども命を取り留めたというとき,後悔といった気持ちはどうでしたか。
- 思い止まったのは,どういうことからですか。

　もし自殺が示唆されるならば,即座に精神科医の意見を求め,悠長に構えているうちに患者が自殺することのないようにしなければならない。また患者が誰か他の人に危害を加えようと考えているか否かも検討することが大切である。

第10章
遺族を支え，助ける

はじめに

　ふつうに (normally) 悲しむことができない場合，遺族は身体的また精神的な疾患を来す危険性が高くなる。一般病院で配偶者を亡くした遺族の研究によれば，彼ら遺族は，その悲しみが癒されない場合，心臓病や癌，あるいは血圧障害といった一般的な身体疾患を来す危険性が高い (Prigerson et al., 1997)。なりやすい精神的な病気としては，全般性不安障害，うつ病，アルコール依存症，心気症，広場恐怖症がある (Parkes and Markus, 1998)。遺族がうつ病ないしはアルコール依存症を来した場合，自殺する危険性がきわめて高い。自殺の危険性は死別から8年を経ても持続し，とりわけ誕生日や結婚記念日といった記念すべき重要な日に企てられることが多い。
　悲しむことができない場合，死別の影響は長期にわたって持続し，そのためにさらなる喪失事態に対して脆弱になる。たとえば幼少期に母親を亡くした女性は，そうした経験のない女性よりも，成人になって，たとえば仕事や健康を失うといった種々の喪失事態の形をとった，ストレスに満ちた人生上の危機(ライフ・イベント)に直面したとき，精神病を来す危険性がきわめて高い。幼

少期に親を亡くした人は，また成人期にて人間関係を築き，それを維持する能力に問題が残ることも認められている。幼少期に突然の死別を体験した人は，新しい人間関係を作り上げようとするとき，相手の人を再び失い，その人に見捨てられるのではないかと恐れるようになるかもしれない。そのため人間関係をまったく避けてしまうか，あるいは他者に対してひどく依存的になりしがみつくようになるかもしれない。

残念なことに，これまでの病院や診療所における死の扱われ方は不十分なものであり，そのため遺族の悲しみは癒されないままになってしまうかもしれない。種々の異常なパターンの悲しみが生じていても，重大な身体疾患あるいは精神疾患が出現しない限り，気づかれないことも多かった。医師は患者の死と向き合っており，悲しむ遺族に援助の手を差し伸べるのにふさわしい立場にいる。

目 的

本章の目的は
- 以下の状況で遺族が悲しむことを手助けするのに役立つであろうやり方について述べること
    - 周産期死亡
    - 思いがけない突然の死
    - 運び込まれたときすでに死亡していた場合
    - 家庭での死
- とりわけ難しい問題への対処法について述べること
    - 剖検を求める
    - 臓器提供を求める
- 通常の[1]（normal）悲しみについて説明すること
- 異常[2]（abnormal）ないしは外傷的な（traumatic）パターンの悲しみについて説明すること
    - 悲しみの欠如（absent grief）

　　　　遅れて生ずる悲しみ（delayed grief）
　　　　強弱を繰り返す悲しみ（oscillating grief）
　　　　慢性化した悲しみ（chronic grief）
　　　　爆発する悲しみ（exploding grief）
・異常な悲しみの指標を説明すること
・主な危険要因について述べること
・遺族に対する援助の仕方，通常の悲しみと異常な悲しみの見分け方，心理的介入の必要性の見極め方について述べること

悲しむことを手助けする

◇周産期死亡

　胎児期あるいは出産時における子どもの死は，両親にとってとりわけ外傷的な体験となる。それは両親の肯定的な期待のすべてに背くものであり，ショックそしてこの上ない落胆を与える。それは思いがけない突然の出来事であることが多く，両親とりわけ母親は，ことに麻酔や他の薬剤の作用がまだ残っている場合，苦痛な現実を拒否しようとすることがある。こういうわけで，やり方を工夫し，母親が現実と向き合えるよう手助けするのがよい。

現実と向き合わせ，状況を率直に認めさせる

　力を尽くして母親に手を差し伸べ，どれほど辛いことであろうとも，彼女が現実と向き合えるようにする。その際，子どもが亡くなったことを率直に認めさせ，死に至る状況をあいまいな点がないように説明し，伝えた情報を正確に受け取っているか確認する。

赤ちゃんを抱き，別れを告げるよう励ます

可能ならば，母親を励まして，赤ちゃんを抱かせ，かかわり合いを持たせるのがよい。もしこれに耐えられたならば，さらに彼女を励まして，赤ちゃんが運び去られる前に，赤ちゃんに別れを告げる機会を設けるようにしなければならない。

写真について話し合う

次に，話し合って，亡くなった子の思い出の品として，子どもの写真を持っていたいか尋ねるとよい。同様の話し合いは父親とのあいだでも行うのがよい。

医師が親に子どもの死を告げるのを遅らせた場合，あるいは死をとりまく状況を隠そうとした場合，親が子どもの死を否認したり，あるいは死に至る経過について無用な空想をめぐらしたりする危険性が高くなる。そして，病院や担当した医師のせいで我が子が死んだと考えるようになるかもしれない。

◇**肉眼的に分かる身体的奇形**

早期産で亡くなった場合であろうと，満期産で亡くなった場合であろうと，肉眼的に分かる身体的奇形があった場合，そのことをあらかじめ親に伝え，親がそれでも子どもに会いたいと思っているか，写真を撮ってもらいたいと思っているか確認するのがよい。たいていの親は，奇形があったとしても，写真を撮ってもらうことで慰められる。周産期死亡の場合と同様に，医師と話し合うことなしに子どもが運び去られると，親は，病院のせいで我が子が死んだと考え，やり切れない思いをするかもしれない。肉眼的に分かる具体的な奇形があろうとなかろうと，親をその子どもの死と向き合わせるのはきわめて辛い仕事である。こういう状況で経験するあなた自身の感情をどのように解決していくか，それについては第11章で助言を述べる。こうしたやり方を用いて親が悲しむのを手助けすると，最初

はひどく取り乱すかもしれないが、長期的に見てたいへん有益な効果が親にもたらされるということを覚えておくとよい。親は、そうした辛い仕事、つまり自分に悪い知らせを伝え状況を説明するという仕事を進んで引き受けてくれた医師のことをとても重んじてくれる。

◨子どもを亡くした直後の親への対応

両親に子どもの死を告げる際に大切なことは、両親だけで悲しみたいので2人だけにしてほしいと思っているか、それとも自分たちの気持ちについて医師と話し合いたいと思っているか、話し合って決めることである。次のように言って、悲しむのを助けるとよい。「こうした状況で辛いお気持ちになるのももっともなことです。できるなら、思う存分気持ちを表したり、それについて話し合ったりしたいと思っていらっしゃることと思います」。そして、「そうするあいだ、私も一緒にいましょうか」と言い添え、思いやりを示す（「赤ちゃんの誕生をとても心待ちにしてこられたのですから、さぞかし気落ちされて絶望的になっていらっしゃることと思います」）のが最も大切である。あからさまに安心感を与える発言——たとえば「気が動転していることは分かりました。しかしきっとまた赤ちゃんができますよ」——は避けるとよい。というのは、子どもの死と向き合うという現実を和らげるために、親に言ってあげられることは何もないだろうからである。そうではなく、赤ちゃんの死の原因や状況について疑問に思っていることはありませんかとか、何かほかに気がかりはありませんかとか、助けがなくとも自分たちだけでやっていけますか、というように単刀直入に尋ねるとよい。

> **子どもを亡くした直後の親に対応する際にとるとよい手順の要約**
> ・医師と話し合いたいと思っているか話し合う
> ・彼らが辛い気持ちになるのはもっともなことだと言う
> ・思いやりを示す

- 疑問点や気がかりについて広範に探る
- どのような思いでいるか確認する
- 実際的あるいは心理的援助がほしいと思っているか確認する

◇思いがけない突然の死

　残念なことだが，死が間近いという徴候を示すことなく亡くなる患者がいる。そうした徴候が認められないことから，医師や看護師は付き添っている家族に，看病を少し休み，希望されるなら，家に帰って休息をとってきても大丈夫だと助言していたかもしれない。そういう状況で患者が思いがけず亡くなった場合，家族は，医師や看護師の助言にもかかわらず付き添っているべきであったと思い，罪悪感を抱くかもしれない。あるいは，不適切なケアが行われ医療過誤があって患者は死亡したと考えるようになるかもしれない。

　したがって患者の死亡後できるだけ早く家族と会うよう手筈を整えるべきであり，家族と会うのを避け，死亡状況の説明を医師以外（non-medical）の人に任すようなことはしてはならない。患者が亡くなったことをはっきり伝え（「残念ですが，彼女は90分前に亡くなられたとお伝えしなくてはなりません」），それが思いがけなかったことをはっきり伝える（「これほどまで早く亡くなられるとは思いもしませんでした」）のがよい。謝罪すると有益なこともある（「臨終のときに間に合うようご連絡できず，申し訳なく思います」）。たいていの家族はこれを受け入れ，ついで死亡状況を正確に知りたいと言うであろう。もっとも，細かなことは知りたくないという家族もいる。したがって，家族の希望を尋ね（「亡くなられたときの状況を正確にお知りになりたいですか」），それから状況を正確に説明することが大切である。また家族が気がかりを口にする前に医師のほうから進んで情報を提供する（「彼女は安らかに亡くなられました」「ひどく苦しまれることはありませんでした」「苦しまれなかったと思います」）のではなく，家族に質問（「何かご質問はありませんか」）できる機会を与える

とよい。

> 患者が思いがけず突然亡くなった場合にとるとよい行動の要約
> ・早く家族と会う
> ・死亡したことをはっきり言う
> ・思いがけなかったことを説明する
> ・亡くなる前に連絡できなかったことについて謝罪する
> ・死亡状況を詳しく知りたいと思っているか確認する
> ・ほかに質問はないか尋ねる
> ・聞かれてもいないことを進んで言ってはならない

　家族が怒りに満ちている場合は，第7章で述べるやり方で怒りに対処することが大切である。家族はまた，臨終のときに一緒にいてやれず，あるいは別れを告げることができず，罪悪感を抱いているかもしれない。これはもっともな気持ちであるとして，その気持ちをありのまま認め，「状況が状況でしたから，その場にいらっしゃることは不可能でした。私たちがお勧めしたように帰宅されて休息をとられても良かったのです」と言うのがよい。

◇遺体と対面する

　患者が亡くなったことをはっきり伝え，医師と話し合うことを勧めたあとで，家族が遺体と対面したいと思っているか否か家族に確認しなければならない。家族によっては，遺体が安息のチャペル (Chapel of Rest)[3]に運ばれ，葬儀屋によって適切に整えられてから，遺体と対面して別れを告げたいという人もいれば，今すぐ対面したいという人もいる。痛ましい死に方の場合，あらかじめそのことを伝え，その上で，それでも遺体と対面したいと思っているか尋ねることが大切である。家族が病院で遺体と対面

すると決めた場合，希望されるなら，対面したあとで再度，亡くなられた時の状況について話し合う場を設けるつもりであることを家族に伝えるのが大切である。

◇ **感情の表出を勧める**

　思いがけない死と向き合うといった外傷的な場面で，家族は涙を催しやすい。その気持ちを認めて，涙を隠す必要はないということを伝えるのがよい。その際，次のように言うとよい。「気が動転していらっしゃることと思います。できるなら気持ちを表にあらわし，それから何か思い煩うことがあるなら，それについて詳しくお話しになってみられるとよいです」。家族が話しているとき，彼らが思い煩っている理由を探り，彼らの気がかりを要約するのがよい。こうすると，彼らがふつうに悲しめるようになる可能性が最大になる。

　また，彼らが，たとえば死亡診断書や遺産といったようなことで実際的な援助を求めてはいないか確認し，今後何か質問があるなら連絡してください，そうすれば話し合いの場を設けますと言うのがよい。要約すると，以下のアプローチを用いて感情の表出を勧めるのがよい。

遺族を励まして感情を表出させるためにとるとよい行動の要約
- 遺族が憂い沈んでいることをありのまま認める
- 感情の表出を勧める
- 思い煩っている主な理由を探る
- ほかに気がかりはないか確認する
- 遺族の気がかりを要約する
- 遺族が援助を求めてはいないか確認する
- これからも接触することを申し出る

　このような死別を体験した人のほとんどは，心理的にしっかりしており，

悲しみはうまく癒されていくことを覚えておくとよい。彼らに適切で正確な情報を提供し，彼らがそれに対応できるように手助けするならば，彼らはうまく対処していける可能性がきわめて高い。しかしあなたがどれほどうまくこの状況に取り組んでも，病院で憂愁に沈んだままの家族もいよう。病院から電話があれば，そうした家族を病院にまで迎えに来て，家まで送り届け，その後2～3日間彼らを支えてくれるような人がいるか確認することが大切である。

◨運び込まれたときすでに死亡していた場合

　運び込まれたとき患者はすでに亡くなっていたにもかかわらず，患者はまだ生きていると信じて家族が病院にやって来るというような場合がある。そういうとき深刻な問題が起こる。そうした家族は，蘇生が成功し，まもなく愛する人と再会できると考えているかもしれない。彼らは，医師や救急隊員や警官から空言を言われ（たとえば「重篤な状態だが，きっと蘇生すると思う」），安心感を抱いていることがよくある。

　蘇生のため全力が尽くされている場に立ち会うことを希望するか否か，家族と話し合うことが大切である。愛する人と一緒にいたい，あるいは可能なことがすべて行われているということを確かめたいといった理由で，立ち会うことを望む家族もいれば，その場に加わらず外で待っていて，結果が分かったら教えてほしいと言う家族もいる。

　蘇生が成功しなかった場合は，患者がまだ生きているかのように偽らないことが大切である。そうするのではなく，家族に，事実に即して何が起こったかを説明しなければならない。たとえば，「残念ながら，ここに来る途中，救急車のなかで心臓が2回止まりました。病院に到着したときすでに亡くなっていました」。もし蘇生がまだ続けられているなら，家族に事実に即して説明することが大切である（「生き返らせようと全力を尽くしています。しかし見通しは決して明るくありません」）。こうすると，家族は最悪の事態を覚悟し，そして事実と異なる一時しのぎの説明によって

誤魔化された場合よりも，死ぬ可能性を徐々に理解し，受け入れ，相応に悲しむようになるだろう。事実と異なる説明を受け，のちになって亡くなっていたことを知らされた場合，家族は病院に運ばれてから医療過誤のせいで患者が死んだと考えるようになるかもしれない。

◇家庭での死

　家庭医は，患者が自宅で亡くなった場合，それに対処するのがとりわけ困難に感ずるかもしれない。患者やその家族と長年にわたり深く知り合っていることが多いからである。つまり家庭医も個人的な喪失事態を体験するのであり，そのため，対処のしづらさを覚えるかもしれない。死が思いがけないものであった場合，彼らは家族と同様に当惑するかもしれない。また亡くなったのが若者や子どもの場合，家族同様に怒りを感ずるかもしれない。一方，当番医だったために呼ばれた場合，それまで家族と接触がなかったならば，面倒なことになったと思い，苦悶する家族に対して鎮静剤を飲むように助言し，できるだけ早く患家を立ち去ろうとするかもしれない。ただしベンゾジアゼピン系薬物のような抗不安薬の使用は勧められない。それらは悲しみの表出を妨げることがあるからである。どうしても鎮静剤が必要ならば，低量のマイナー・トランキライザー（たとえば，チオリダジン[4]，25-50 mg，1日3回）のほうがよい。

　家庭での死の場合でも，医師は，家族が心痛や憂苦を抱いていることをありのままに認め，思いやりを示し，起こった事柄について家族が話し合いたいと思っているか，感情を表したいと思っているか，またそうしたことに耐えられるか確認するのがよい。家族の主要な気がかりを特定し，もしあるならば，彼らが援助を求めてはいないか見定めるのがよい。死因が確定されない場合は，剖検が必要となることを医師は説明しなければならなくなるかもしれない。

◻剖検を求める

　家族は何が起こったと考え，どのような気持ちでいるか，それを見定めるまでは，剖検が必要なことについて家族と話し合うべきではない。そうでないと，彼らは，あなたのことを無慈悲で無神経な人間だと思うようになり，強い怒りを抱くようになるかもしれない。いったん家族の考えていることや気持ちが見定められたら，思いやりのあるやり方で辛い知らせ，つまり剖検の必要性を伝えるとよい。

J医師：　お話ししましたように，どうしてアンが亡くなられたのかまったく分かりません。まったく晴天の霹靂です。残念なことですが，死因をはっきりさせるために剖検が必要になります。このようなときにそんな話は最も聞きたくないことだと思います。
P夫人：　アンが切り刻まれるかと思うとたまりません。ほかに方法はないのですか。彼女が死んだだけでも辛いのに，そんなことまでするなんて。
J医師：　ほかの方法があればいいのですが，残念ながらありません。法律でそうしなければならないと決まっているのです。ただ，彼女がどうして亡くなったのかはっきりさせたいとお思いでしたら，本当のところ，役に立つかもしれません。
P夫人：　そうでしょうね。しておかないと，私の注意が足りなかったのかとか，落ち度があったのかと考え，自分を責め続けるでしょうね。

　この例では，医師は，剖検についての辛い知らせを和らげようとして，聞かれもしないのに，たとえば「彼女は亡くなっており，何をしても感じることはありません」とか「病理の先生はとても優しいです」といったことを言いはしなかった。いったん剖検の必要性について説明したら，家族が剖検に関して気にしていることはないか確認し，それについて説明する

ことが大切である。

◻︎**臓器提供を求める**

　病院で働いている若手の医師は，受け持っている患者が「脳死」と判定されたが，脳以外の主要臓器は十分に機能しているというとき，自分自身が苦境に立たされていることに気づくだろう。彼は臓器提供の同意を求めて家族と話し合うよう要請されるかもしれない。とりわけ故人がドナー・カードを持っていなかった場合や自分の意志をはっきり示していなかった場合，感情の次元できわどい状況になる。患者の死がその家族に及ぼした影響を理解するよう誠実に努力し，臓器を取り出すことでその人を本当に失うという辛い状況のなかにいる遺族に寄り添おうとすることが大切である。そうすると，家族は，その人の死を無駄にしない1つの方法として臓器提供を検討することを視野に入れるようになるだろう。

　単刀直入に臓器提供に的を絞って話を進めるとよい（「ほかの人に移植するために臓器を提供する人がいますが，これまでそのようなことについて考えたことはありますか」）。考えたことがあるという場合は，続いて「それについてどのように感じられますか」と尋ねてもよい。これで強い感情的抵抗が引き起こされるならば，論理的に説得しようとしても（たとえば「臓器提供に同意されるなら，彼女の死は無駄ではなかったことになるでしょう」）無駄である。そうするのではなく，家族の抵抗を尊重し，理解を示すのがよい（「その話は耐えがたいと思われるのはよく分かりました。これ以上その話はしないことにしましょう」）。

　一方，もし家族が臓器提供に同意するならば，どうして彼らが同意したのか，その理由を探るとよい（「正確に言って，どういうわけで臓器提供に同意されたのですか」）。そしてその理由がふさわしいものか見定めるとよい。もし現実にはありえないようなことを考えているならば，予期される現実の利点と危険性について説明するのがよい。

　以上述べてきた流れでコミュニケーションを進めると，異常なパターン

の悲しみを防ぐのに，大きく有益であろう。しかし，それでも，先に述べた理由から，異常な悲しみと通常の悲しみを見分けられるようになることが大切である。

◇通常の悲しみ

遺族の悲しみの過程は，その人が亡くなったことを頭の上でもまた気持ちの上でも認めることから始まる。次に通常の悲しみの諸相について述べよう。

その人の死の気持ちの上での受け入れ

家族がその人の死に立ち会った場合，無感覚とショックの時期が長くとも数日のあいだ続く。ついで悲しみが生起するが，それは当人の言葉を借りれば，喪失感，寂しさ，絶望，怒り，あるいは罪悪感といった強い感情が，波のように何度も押し寄せてくるように感じられるというものである。こうした感情に押しつぶされるように感じるとき，彼らは「混乱している」と訴え，どのような感じなのか正確には言い表しにくいように感ずる。家族を亡くしたばかりの人は，押し寄せてくる悲しみの波と波のあいだ，平然としているかあるいは無感情であろう。

埋葬や火葬は，死が起こったことを公にするものであり，そのお陰で家族や友人は表立って嘆き悲しむことができる。そして波状の悲しみは，頻度や期間や強さという点で増大し，その人なりの最大レベル (plateau) に至る。この時点で悲しみは最大になるが，「気がふれる」のではないかとか，悲しみに押しつぶされるのではないかといった恐れは経験されない。通常の悲しみの場合，その重要な特徴は，悲しみが訪れても遺族はそれを無理やり抑えつけようとせず，その悲しみを，人前であろうと，あるいは誰もいないところであろうと，表にあらわす心構えができているというものである。

知覚現象

死別直後のころ，家族は，故人が存在しているように強く感じることがよくある。そのお陰で慰められることがあるかもしれないが，その後その人はもはやいないということに気づかされ，さらなる悲しみの波が引き起こされるかもしれない。彼らは，故人と似ていると感ずるほかの人を見て，錯覚（illusion）を経験するかもしれない。しかしその人に近づいてみると，別人であったことに気づく。故人の姿を見たり，故人の声を聞いたりといった幻覚（hallucination）を経験することもあろう。しかしすぐに勘違い（trick）だったことに気づく。落ちつかなさは遺族によく見られることである。家のなかを部屋から部屋へと歩き回ったり，生前，故人がいた場所を訪れたりしていることに気づくかもしれない。こうした振る舞いは，いなくなった人を捜そうとする原始的な行動を表すものであり，いなくなった人との絆を取り戻そうとする生物学的なものが基礎にある[5]試みである。

精神的憂苦

死別直後に，遺族は不安感や抑うつ気分あるいは自殺願望をすら訴えるかもしれない。こうした感情はたいてい散発的に起こり，短時間しか持続しない。それが全般性不安障害や大うつ病あるいは自殺念慮と関連するさまざまな症状と異なる点である。また，イライラ感，集中困難感，記憶低下感がときおり起こることもたいていの遺族に認められる。

身体症状

家族を亡くしたばかりの人は多様な身体症状をも訴える。とりわけ，動悸，胸痛，目まい，脱力感，そして鈍鋭を問わぬ種々の痛みが多い。そうした症状は，心臓病といった深刻な身体疾患の可能性を除外するため，最初に慎重に調べるとよい。しかしそうした症状は同一化反応（identification reaction）なのではないかと考えて，確認しておくことも大切である。

第10章 遺族を支え，助ける　185

悲しみの強さ／悲しみの最大レベル／漸減(スロープ)／7日後／6カ月後／時間

図10.1　通常の悲しみ

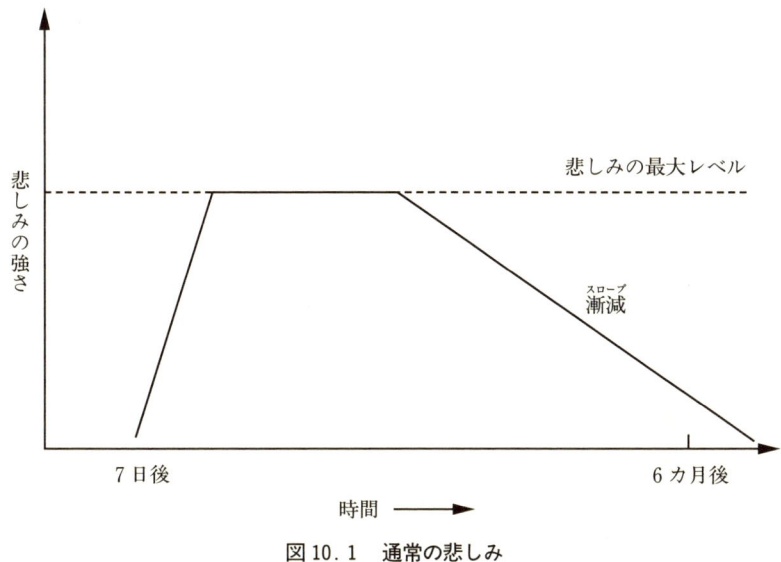

遺族は故人が最後の数週間に経験したものとまったく同じ症状を呈することがあるのである。

◇悲しみが癒える

　たいていの遺族の場合，悲しみが最高の状態は8週から12週続く。そのあとで，彼らは，波状の悲しみが，頻度，強さ，持続期間という点で低下していることに気づく。この通常のパターンの悲しみは図10.1のように表すことができよう。そうした漸減(スロープ)が進むと，かなりの時間はかかるものの，遺族はこうした現象を経験しなくなる。たいていの遺族は死別から1年を経て，2～3年以内に通常の状態に戻るだろう。

◇通常の悲しみの指標

　次の指標は，遺族の悲しみが通常のものであることを示すものである。したがって，これらを単刀直入に尋ねることが大切である。

- その人が亡くなったことを感情水準で受け入れていると認められること
- 葬儀や火葬に出席し，その人が亡くなったという現実に向き合っていること
- 故人の重要な所持品を手放せること
- 幸せな思い出を思い浮かべることができること
- 適度な間隔で墓地や火葬場を訪れる[6]こと,
- 故人の写真を見て，慰めと心の動揺の両方を感じることができること
- 波状の悲しみの頻度と強さが低下すること
- 故人のことを考えてばかりいる状態が減少すること
- 錯覚（illusion）や幻覚（hallucination）や故人を捜し求める行動が減少すること

そうした通常の悲しみが生じているとき，家族に介入する必要はない。それでも，家族は，自分たちの経験していることをあなたが理解しようとしていると感ずると，心が休まるであろう。

異常ないしは外傷的な悲しみ

悲しみが異常な場合，どのパターンの悲しみなのか見分けられることが最も大切である。

異常なパターンの悲しみ
- 悲しみの欠如
- 遅れて生ずる悲しみ
- 強弱を繰り返す悲しみ
- 慢性化した悲しみ
- 爆発する悲しみ

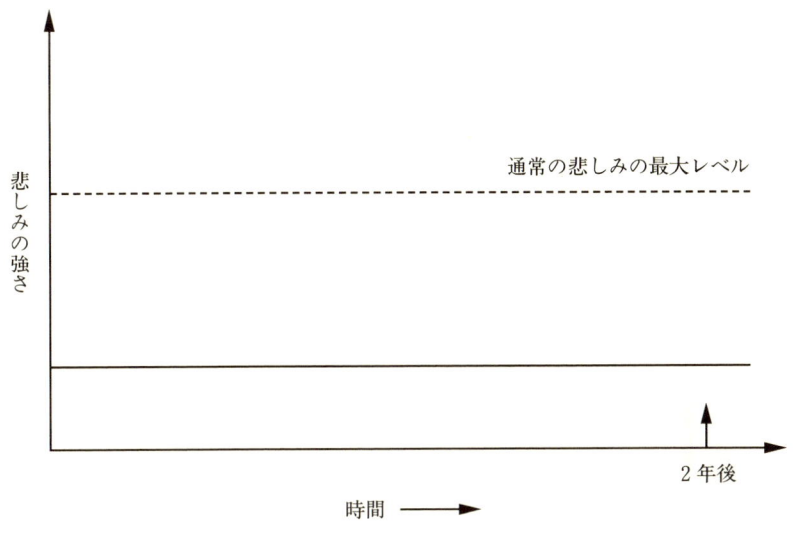

図 10.2 悲しみの欠如

◇**悲しみの欠如**

　悲しみが欠如している場合，死という現実を体験しているにもかかわらず，悲しんでいる様子は見られない。これは，彼らにとって現実があまりにも辛いということを意味している。そこで死別後に悲しみを感じましたかと尋ねると，そんなことはないと言うだろう。また尋ねてもいないのに，遺族のほうから，その人が亡くなったことを受け入れられずにおり，故人がいつか家に帰ってくると信じていると述べてくるかもしれない（図10.2）。

　たとえば妻を乳癌で亡くしたある男性は，彼女の死を受け入れられなかった。彼女の死を頭の上では分かっていたが，感情の水準ではその現実を直視することができなかった。葬儀に出席したとき，彼は自分が夢の世界におり，死んだのは誰か別の人のように感じた。妻が亡くなってから，彼は家を塵一つないようにきれいに保った。家自慢の彼女がまもなく戻って

図 10.3　遅れて生ずる悲しみ

（縦軸：悲しみの強さ、横軸：時間、破線：通常の悲しみの最大レベル、9 カ月後から悲しみが増加）

くるので，きれいな家を彼女に返そうと考えたのであった。彼は寝室を彼女が亡くなる前とまったく同じままの状態にし，故人の写真や所持品を何一つ片づけなかった。彼は，墓参りは無意味であると考えた。そこには彼女はいないと考えたからであった。

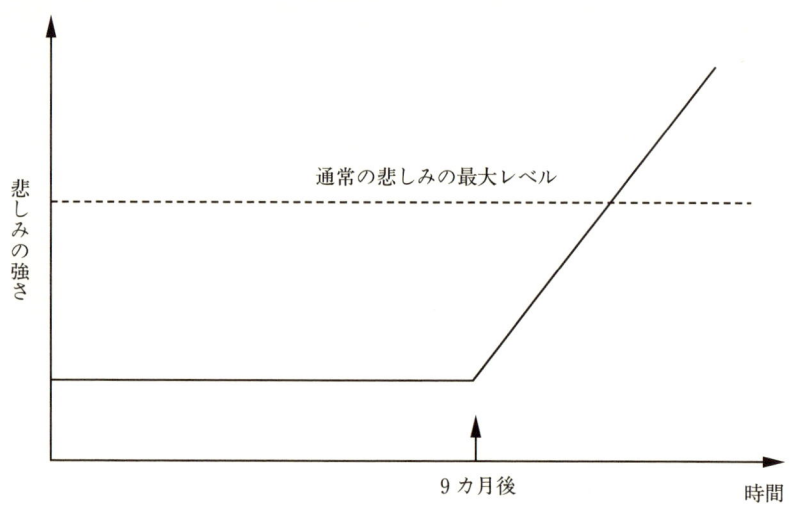

◇**遅れて生ずる悲しみ**

　遅れて生ずる悲しみの場合，遺族は悲しむのを意識的に避けようと努力する。それを説明するのに，家事や仕事の都合で通常通りの生活を続けなければならないといった理由が挙げられることが多い。遺族は気を紛らわして，意図的に悲しむ時間がないようにする。しかしいずれは，故人の死を強く思い起こさせるもの——たとえば命日やそのほかの重要な事柄のことが多かろう——が引き金となって悲しみが引き起こされる（図10.3）。

◇**強弱を繰り返す悲しみ**

　これは暴力的でおぞましい死（たとえば，交通事故による死，暴行を受

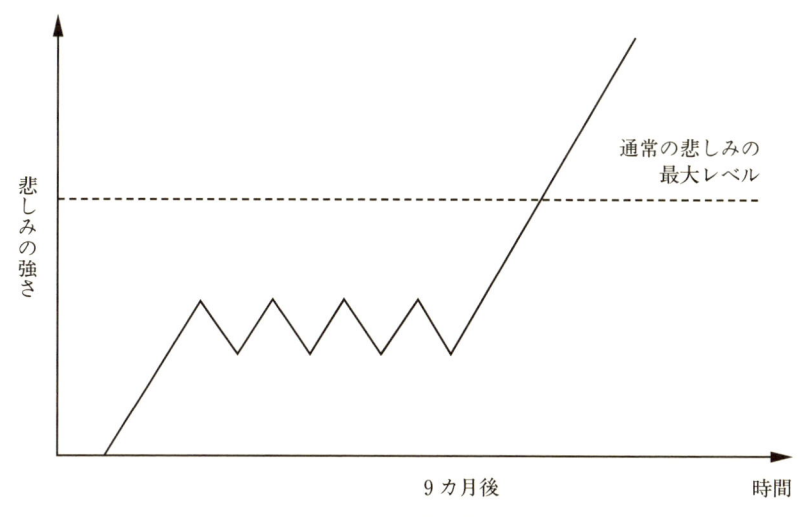

図10.4　強弱を繰り返す悲しみ

けての死，殺人による死）と関連する傾向がある。そういう死の場合，遺族はあまりにも辛くて直視できないきわめていまわしいイメージと向き合うことになる。そうしたイメージが自然に浮かび上がってくるとともに，彼らは悲しみ始める。しかし，しばらくするとあまりの辛さに，そのイメージを抑圧するしか方法はないことに気がつく。イメージや記憶を抑圧するには多大な精神的エネルギーが必要である。したがってわずか数カ月のうちに，遺族は手持ちの精神的エネルギーをすべて使い果たしてしまうことになるだろう。そうすると悲しみが再び強まり彼らを圧倒し始める。その結果，強度の不安，大うつ病，自殺の危険性が生じることがある（図10.4）。

◇慢性化した悲しみ

　死別から最初の数週間，悲しみは通常の悲しみの場合のように強まっていく。しかし，その人なりの最大レベルに達すると，その状態が持続し，漸減は認められない。そういう遺族は，故人の所持品を手放すことを嫌が

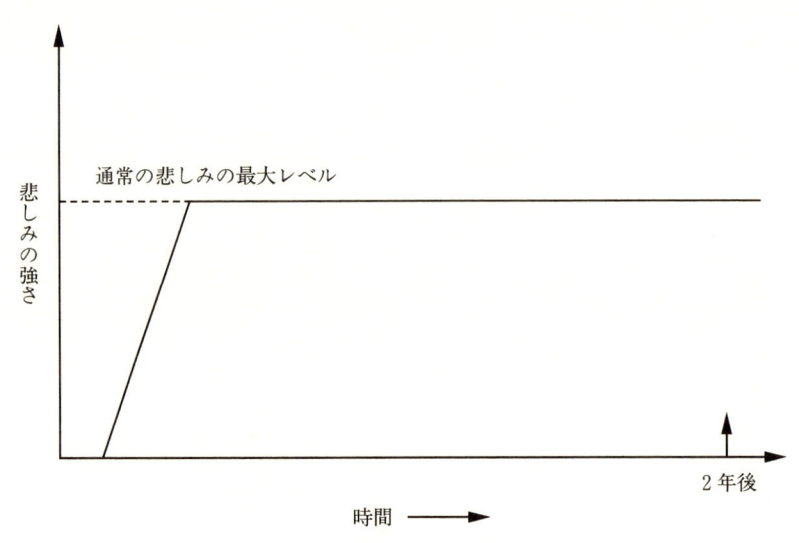

図 10.5　慢性化した悲しみ

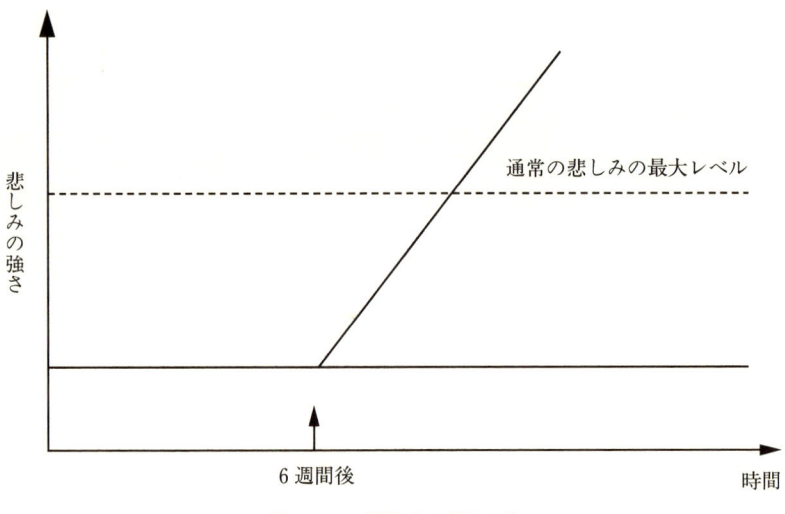

図 10.6　爆発する悲しみ[7]

り，墓地や火葬場を訪れたり故人の写真を見たりすることを避ける。彼らは，心の奥底で空虚感や孤独感や荒涼感を感ずることを恐れ，故人にしがみつこうとしているのである（図10.5）。

◇爆発する悲しみ

この場合，悲しみはあるとき通常の悲しみの場合と同じように始まるが，悲しみの強まりは急激で，通常の悲しみの最大レベルを超えてもおさまることがない。遺族は感情に押しつぶされるように感じ，「気がふれる」のではないかという恐れを述べる。そうした遺族には，大うつ病や不安といった深刻な障害が生じていないとしても，迅速な援助が必要である（図10.6）。

◇異常な悲しみの指標

もし悲しみの過程が順調に進んでいないように推察されるならば，評価の一部として，次の指標について調べることが必要である。

- 遺体と対面することを避ける，あるいは遺体から離れることを拒む
- 埋葬や火葬に同意しない
- 墓地や火葬場を訪れるのを避ける，あるいは過剰に訪れる
- 家のなかに故人の写真がない，あるいは過剰にある
- 故人が大事にした場所を以前のように保つ
- 故人の所持品を手放せない
- 幸せな思い出と結びつけて故人を考えられない
- 悲しみの頻度と強さ，故人のことが頭から離れない状態，故人を捜し求める行動，錯覚，幻覚，これらが減少しない

異常な悲しみの危険要因

異常なパターンの悲しみの危険要因として，次に示すものが確かめられてきている。

- 故人との間における相互依存関係，故人に対する過剰な依存関係，相反する感情が併存する関係，歪んだ関係
- 思いがけない突然の，荒々しいないしは暴力的な死
- その人の死は自分またはほかの人によって防ぐことができたという思い
- その人の死のせいで期待や希望が実現しなかったこと
- 周りに力になってくれる人がいないという思い
- 死別を体験したときに，それ以外の人生上の危機も経験
- 悲しみを避ける口実を設ける

◻その人との関係

　故人と強い相互依存関係にあった人は，とりわけ危険性が高い。これまで危機に直面したとき，故人以外の人に助けや慰めを求めてこなかっただろうからである。こうした人が遺された場合，それからの生活に大きな穴があいたままとなる。過剰に依存してきた人は，その相手が亡くなったとき，見捨てられたような状態になる。たとえば彼らは，勘定の支払いや，支払いの時期といった簡単なことも決めなくて済んできたため，突然の，望みもしない自立に対して心の準備ができていない。あるいは愛すると同時に憎むといったように，相反した強い感情を抱いている人は，相手の人が亡くなったとき，特に罪悪感を抱くことがあり，そのために通常の悲しみの推移が妨げられるかもしれない。

　歪んだ人間関係を発達させている人も危険性が高い。たとえば，夫とそれなりの関係を築いてきたが，何か物足りなさを感じていたある女性を例

に考えてみよう。子どもが生まれ，その子が愛らしく，輝くばかりの人柄の子に成長するにつれて，彼女はその子に情緒的な満足を求めるようになる。子どもが病気になり，彼女は次第にほとんどの時間を看病にあてるようになる。子どもが亡くなる前，彼女は何日も病院に泊り込むようになっているかもしれない。そのとき彼女は，一番大切な我が子が自分から奪われるように感じ，痛嘆するとともに，怒りを覚えているかもしれない。そればかりか彼女自身も長期にわたる看病で心身ともに疲れ果ててしまっていよう。夫やほかの子どもは彼女から放り出されたように感じ，彼女とのあいだに溝が深まり，それで患児が亡くなったとき，彼女には精神的に力になってくれる人がいなくなっているかもしれない。こうして彼女は大うつ病を来しやすくなるだろう。

◻その人はどのように亡くなったか

　思いがけず突然起こり，暴力的な形態をとっている死は，特に遺族が遺体を見ることのできない場合，とりわけ受け入れるのが難しい。
　そういう場合，家族はいまわしいイメージを抱き続け，手持ちのエネルギーをすべて使い尽くしてしまうかもしれない。そこで，病人の世話や頻繁な病院通いの合間を縫って休息をとるよう，家族に勧めることが大切である。

◻その人の死は防ぐことができたか

　自分あるいはほかの人が別の行動をとっていれば，その人の死は防げたかもしれないと遺族が考える場合，彼らの悲しみは順調には進まない。たとえば，ある女性の夫は，胸痛を含む種々の身体症状を頻繁に訴えていた。彼は何度も医者に診てもらい，どこも悪いところはないと言われていた。ある夜，彼はまたしても胸が痛いと訴え，2階に行って横になると言った。彼女は彼の言葉に気を留めなかった。いつものことだと考えたからである。1時間後，彼女は心配になって2階に行き，息絶えている夫を見つけた。

彼女は，自分がもっと早く見に行ってさえすれば，彼が病気であることに気づき，医師に診せることができ，そうすれば夫の死を防ぐことができたのではないかと考えるのを抑えきれなかった。

◻その人は遺族がどのような思いを抱いているときに亡くなったか

悲しみがうまく癒されていくか否かは，未解決のままになっている精神的および実際的な問題の量と関連する。特に，大きな期待が妨げられたとき（たとえば，夫婦が死産を経験したとき）は，その後，異常なパターンの悲しみの徴候が見られないか注意することが大切である。

◻力になってくれる人がいないという思い

悲しみを順調に進める大きな要因は，周りの人に自分の辛い経験が理解してもらえ，必要ならばいつでも彼らから助けてもらえると感じられることである。突然のいまわしい死が起こったとき，医師が遺族の辛い状況や気がかりや気持ちを心から理解しようとし，救いの手を差し伸べようとし，無益な空言を行って安心感を与えるようなことをしないならば，多くの遺族は，医師がどれほど支えになってくれたかということを，その後ずっと覚えている。

◻それ以外の人生上の危機

死別を体験したときに，それ以外にも重大な問題に直面している場合，遺族はその死別にうまく対処できないかもしれない。

◻悲しみを避ける口実を設ける

家族や用事や仕事のためそれまで通りの生活を送らなければならない場合，悲しむ時間を十分とれないかもしれない。しかしそのことを，死別という辛い現実と向き合うのを避けるための口実(アリバイ)として使うかもしれない。

評　価

　現在気にかけている愁訴を聴取していて，患者が死別を体験して間もないことに気がつくかもしれない。そういう場合，死別について話す心の準備ができているか確認することが大切である。たとえば，「2年前お母様を亡くされたことがまだ心のなかで解決されていないように思われます。そのことについて話すと何か混乱した気持ちになることと思います。しかしお話してみる積もりはありませんか」。そして，「辛すぎるように感じられたら，いつでもそのようにおっしゃってください。そうしたらお話を聞くのを止めましょう」と言うのが大切である。この取り決めは誠実に守り，患者が辛すぎると述べたら，それを聞き入れ，それ以上続けることのないようにするのがよい。

　患者に，その人が亡くなったときの状況について正確に話してくれるよう求めるとよい。そうすると，患者は重大ないろいろの経験を関連づけて考えるようになり，そのとき実際に体験した気持ちを思い出しやすくなるだろう。

S医師：　お母様が亡くなられたのは，正確に言っていつですか。
H夫人：　1995年です。
S医師：　日付は正確に覚えていますか。
H夫人：　8月22日です。
S医師：　何時ですか。
H夫人：　午後7時です。

　ついで，S医師は「何が起こったのか，正確に話してくださいませんか」と尋ねる。また次のような個々の質問を行う——亡くなったとき患者はその場にいたか，どのように亡くなったか，その状況をどのように感じ

たか（「母は安らかに見えました」あるいは「母は激痛に苦しみながら亡くなりました」）。もし彼女がその場にいなかった場合は，その理由を尋ねることが大切である。さらに，彼女は，時期は別として，遺体と対面したか，対面してどのように感じたか，亡くなったときその場にいなかったことで後悔してはいないか尋ねる。また，医師は，患者の母が埋葬されたのか火葬されたのかを確認し，彼女が葬儀に出席した場合は，そのときどのように感じたのか確認することが大切である（「まるで映画の一場面のようで，自分が自分ではないみたいでした」あるいは「胸が引き裂かれるようでした。かけがえのない人を亡くしました」）。それからの数週間において悲しみが押し寄せる頻度，強さ，様相，期間について詳しく尋ねることがとりわけ重要である。そうしておくとその後に生じる変化を評価することができるようになる。また，患者が，隠し立てせずに自分の気持ちを表にあらわせているか，それともそれを抑圧しているか見極めることも大切である。

　同様に，死別から最初の数週のあいだ，どのていど夜も昼も故人のことが頭から離れないでいるか，患者はそうした頭から離れない状態を悪夢という形で経験してはいないか，こうしたことも見極めるとよい。また，故人を捜し求める行動が続いてはいないか，まだ生きているような感じを持ってはいないか，見間違いや聞き間違いを経験してはいないか，幻覚を経験してはいないか，こうしたことも見定めるのがよい。死別から最初の数週間と現在とで悲しみの様子を比べることができると，漸減が進み，悲しみの頻度や強さが収まっているか否かが分かるだろう。漸減が見られず，異常なパターンの悲しみが示されるならば，故人の所持品を手放すことができているか，故人や故人の所持品の写った写真を見ることができるか，墓地や火葬場を訪れることができるか，幸せな思い出を思い浮かべることができるか，こうしたことを確認しなければならない。

　悲しみのパターンが異常（外傷的）な場合は，危険要因の有無について確認するとよい。患者と故人との関係はどのようなものであったか，患者

はその人の死をなぜ受け入れ難く思っているのか，その人が亡くなったちょうどその時期にそれ以外の人生上の危機を経験してはいないか，その人の死を多少なりとも防ぐことはできなかったか，その死によって大きな期待や計画が実現しなかったということはないか，周りに精神的また実際的に力になってもらえると思う人がいるか，通常のように悲しむことを妨げたかもしれない何かほかの要因はないか，こうしたことについて確認するとよい。

漸減の程度が弱い，すなわち慢性化した悲しみの場合は，上述のような経緯を聴取することで，悲しみは生産的に解き放たれるかもしれない。その際，患者は，死別体験を語るにつれて涙を流し，そのお陰で悲しみはうまく癒されていくかもしれない。これがうまくいかない場合や，ほかの異常なパターンの悲しみが見られる場合は，悲しみの過程を進ませ，重大な身体疾患や精神疾患が生じる危険性を減らすために，遺族カウンセラーや臨床心理士や精神科医に紹介することを検討するとよい。

要　約

あなたは突然死別を体験した人が悲しむのを手助けする重要な立場にある。それには，遺族が辛い状況に置かれていることを率直に認めてあげ，そして遺族にそのことについて話し，気持ちを表す機会，関連のある質問を行う機会を与えてあげるとよい。死別を体験した患者が異常なパターンの悲しみを呈していないか気をつけ，異常な悲しみと通常の悲しみを見分け，必要ならば専門家の診察を受けるよう勧めなければならない。

■文　献

Parkes, C.M. and Markus, A. (eds.) 1998 : *Coping with loss: helping patients and their families.* London : BMJ Books.

Prigerson, H.G., Bierhals, A.J., Kasl, S.V., Reynolds III, C.F., Shear, M.K., Day, N., Beery, L.C., Newsom, J.T. and Jacobs, S. 1997 : Traumatic grief as a risk factor for mental and physical morbidity. *American Journal of Psychiatry* 154, 616-23.

第11章
実りあるコミュニケーションを行い，精神的に倒れないようにするために

はじめに

　専門職業人として，医師は，全般性不安障害，大うつ病，アルコールあるいは薬物の乱用といった精神障害を来す危険性が高いことが知られている。こうした障害に進行する前に，「燃え尽き（burn-out）」の期間があることが多い。燃え尽きには次の3つの要素がある。
・一人の人間として扱わない態度[1]（depersonalization）
・感情の枯渇（emotional exhaustion）
・職務遂行度の低下感（low levels of personal achievement）
　一人の人間として扱わない態度とは，医師が患者やその家族と距離をとり，感情を伴わずにかかわり始めるという形をとって出現するものである。感情の枯渇は，医師が感情面で擦り切れ，感情が残っていないような状況について言い及ぶものである。医師は次第に疲れ果て，仕事をするのに骨が折れるように感ずる。職務遂行度の低下感とは，仕事の遂行度が低下したように感じ，仕事からほとんど満足感が得られず，自分の行っていることにどれほどの価値があるのだろうかと疑問を抱く状態を指し示すものである。

目的

本章で概観するのは

- 上級医における燃え尽きの発生率，およびその関連要因
- 医学生におけるストレスの発生率，およびその関連要因
- 燃え尽きを最小限に抑え，倒れることのないようにするための手法
- 自己への気づきを深める手法
- コミュニケーション技術を向上させる手法

上級医における燃え尽き

ラミレスら（Ramirez et al., 1995）は，癌を専門とする882名の上級医（senior doctor）——胃腸科専門医，外科医，放射線科医，腫瘍専門医——における燃え尽きの程度を調べ，感情の枯渇を強く経験している者は25～33％，一人の人間として扱わない態度を強く経験している者は20～25％，職務遂行度の低下感を経験している者は33～50％いることを見いだした。GHQ（全般的健康度調査）を受けた者の約25％は，受診が望まれる水準の気分障害であることが示唆された。燃え尽きの程度とGHQ得点とのあいだには強い関連があった。

燃え尽きの発生に寄与しているように見える要因としては，たとえば，患者やその家族またスタッフとかかわる自分の能力に対する不満足感があった。そして，コミュニケーションをどのように行うかについて不十分な訓練しか受けていないという思いが燃え尽きと大きく関連していた。燃え尽き度の高い医師は，専門家たる自分の置かれた状況に不満を持ち，知的な刺激に触れる機会がないと感じていた。彼らは，的確なコミュニケーション技術を身に付けていないために患者とうまくかかわれていないことを気に病み，そのことで欲求不満と罪悪感を抱いていた。また，そのために

患者やその家族に悪影響を及ぼしているのではないかと心配していた。

　燃え尽き度の高い医師は，患者の病苦を目の当たりにしたにもかかわらず，患者の疾患を治すことができない場合，強い無力感を覚え，人間としての自分も，専門的職業としての医学も，患者とその家族には無価値である，と感じていた。そして彼らは，自身の怒りや欲求不満や罪悪感を解決する建設的なやり方を持っていないと感じており，自身のこうした感情を抑圧しがちで，それについて誰かと話し合うことはなかった。そのほかの重要な要因としては，仕事量に押しつぶされるような感じと，多大な仕事量によって自身の家庭生活と，特に個人的な人間関係が悪影響を受けるのではないかという懸念があった。そして自分には多大な仕事量に対処するのに不十分な資源しか与えられていないと考え，よく処遇されていないと感じていた。

医学生のストレス

　医学生も過度のストレスを経験していることが明らかになっている。ファース＝カズンズの研究（Firth-Cozens, 1989）では，12項目版 GHQ で4点以上を気分障害とすると，調べられた医学生の31％に気分障害が認められている。「要受診率（probable caseness rate）」は，無職の若者からなる対照群の3倍であった。臨床実習中心の年次（clinical years）[2]にて学生の習慣的飲酒が増加することも認められた。

　彼らが経験するストレッサーの内容は癌専門医について報告されたものと似ていた。ストレスを感ずると最も報告される事柄のおよそ20％が，患者，とりわけ精神障害を抱えた患者との話し合いであった。対象とされた医学生のうち，医学の勉強によって，自分の個人的生活，とりわけ個人的な人間関係や経済状態が悪化することを懸念する者は12％，症例提示時に，たいていは指導医から恥をかかせられるように感じ，ストレスを経験すると答える者は12％，直面する病苦と死を取り扱うのが困難である

と感じている者は10％であった。医学生の心を最も動揺させ，欲求不満や緊張感や無力感を抱かせるに至る2つの要因は，指導医との関係，そして医学が受け持ちの患者には無力だという思いであった。

とりわけ強くストレスを感じる事柄の完全な一覧表を作るよう求めると，34％が指導医との関係を，31％が個人的生活への悪影響を，24％が末期患者との会話を挙げていた。そして特に悲痛や死に対処することに困難を覚え，それは，とりわけ患者を突然思いがけず亡くしたばかりの遺族と話し合うときに強く経験されていた。彼らは，医学生という立場なので働き過ぎとは考えていなかったが，自分の職務に関して最も不満なことは，患者のケアに直接貢献できず，役に立てないという思いであると述べていた。彼らは患者と話すことをとても楽しみにしていたが，そうする機会はあまりないと感じていた。彼らはまた，的確なコミュニケーション技術の訓練を受けていないと考えていて，患者と話す能力に不安を覚えていた。

職場における医師についての最近の研究からは，こうした医療現場におけるストレスの要因として以下のものが指摘されている。

- 待機室が騒がしく睡眠が妨げられること
- 夜間に温かい食事の提供がないこと
- 仕事量がうまく管理されていないこと
- キャリア・カウンセリングが不適切だということ
- コミュニケーションの機会が乏しいこと
- 研究や調査の機会が限られていること
- 満床への圧力
- 経常的業務(ルーチン・ワーク)が突然取り消されること
- 病院や一般診療所内の職場の雰囲気
- 看護スタッフの不足
- 給料が安く，十分評価されていないという思い

自分を見つめなおす必要性

　こうしたストレッサーの内容，強さ，頻度のことを考えると，医学生や若手医師は，自分の勉強や仕事が自分の生活にどのような影響を及ぼしているか，それを見つめなおすことが大切である。ノヴァックら（Novack et al., 1998）は，医学生や医師が，燃え尽きや精神的問題の生じる前に，重大なストレッサーに苦しんでいる自分に気づき，その原因を見定め，ストレッサーを変えるやり方を見いだせるようになるために，自分の勉強や仕事を系統だって見つめなおすのがよいということを示唆している。また彼らは，気づきを深め対応策をとろうとするならば，自己の見つめなおしは医師の態度や行動の多様な側面を取り上げて行う必要があると考えている。その側面を次に一覧表にして示そう。

- 医師の信念と態度
    - 中核にある信念
    - 出身家庭の影響
    - ジェンダーの問題
    - 社会的-文化的影響
- 患者のケアに対する感情反応
    - 患者への心づかい
    - 怒りと対立
- 困難な臨床状況
    - 扱いにくい患者
    - 死を目前にした患者
    - 医療過誤
- 医師のセルフ・ケア

◇医師の信念と態度

中核にある信念

医学生や医師は，いのち，一人の人間としての自分，また医学の役割に対して自分がどのように考え，どのような態度をとっているか，また他者に対してどのような態度をとっているか，そうしたことを知っているべきである。自らに次のように問うてみるとよい。「受け持っている患者に対して自分はどの程度役に立たなければならないと考えているか」「患者に対して，どこまで，またどの程度責任があるか」「心理社会的問題また精神的問題を抱えた患者の治療は私が担当すべきか」。

医師は次のように考えるとき，燃え尽きを起こす危険性が高いように思われる。すなわち，自分の専門知識が限られているのは自分の落ち度である，患者のケアの責任は自分一人で負わなければならない，自身の個人的な欲求は否定するのが望ましい，あるいは自身の確信のなさ（uncertainties）や感情は秘密にしておかなければならない，というようにである。

出身家庭の影響

医学生や若手医師は，出身家庭が自分の仕事に関する態度や行動にどのような影響を及ぼしているか，それを見つめなおしてみる必要がある。他者と親しい時あるいは親しくなる時，どのような気持ちが働いているか，怒りに対してどのように対処しているか，そして対立に対してどのように対処しているか，こうしたことは必ず取り上げるとよい。治療とは一体どういうことだと考えているか，治療の益と害をどのように考えているか，治療者の役割は何だと考えているか，自分は他者を助けている一方で，他者に助けられてもいることをどう考えているか，病気について話し合うとき，どのような態度をとっているか，ストレスに対してどのような対処をしているか，こうしたことはすべて自身の家庭内での経験に大きく影響を受けている可能性がある。

医学生や医師は，自身が家庭のなかで経験した問題と類似した問題を抱えて受診してきている患者に，意識しているかしていないかは別として，同一化することがある。その結果，自分が患者を傷つけるのではないか，自分が担当するのは不適切ではないか，感情の抑えがきかなくなるのではないか，患者を避けたり，あるいは逆にのめり込んだりするのではないか，こうした恐怖が引き起こされる。そこで検討に値する有益な問いとしては，たとえば「家族のなかで私はどのような役割をとってきたか」「仕事を行う上で同じ役割をとってはいないか」「人間関係，ケアの提供，病人への対応に関して，幼いころからの自身の家庭内での経験からどのようなことを学んだか」「どのような人が家族の人を思い起こさせるか」「そのような人にどのように対応しているか」などがある。

ジェンダーの問題

女性医師よりも男性医師のほうが，裏付けとなる客観的な証拠はないが，女性患者の病気には心身医学的あるいは機能性の原因があり，女性患者のほうがあれこれ要求すると考えがちである。また男性医師は女性患者の庇護者となる傾向がある。したがって自分に次のことを問うてみることが大切である。

- 広くは社会から，また特に自身の家庭から，ジェンダー役割に関してどのようなメッセージを受け取ったか
- ジェンダーに関する態度が原因で，自分と性別の異なる人とコミュニケーションを行う上で問題が生じたことはないか
- 男性患者と女性患者とで，自分の接し方は異なっていないか
- 男性患者と女性患者とで，自分に対する接し方は異なっていないか
- 男性医師からの意見と女性医師からの意見とで，自分の反応は異なっていないか

社会的-文化的影響

英国には，多くの医学生や医師が海外ないしは異なった文化圏からやって来ている。同様に少数民族出身の患者そしてその家族の人数も増加している。社会的階層の影響も検討する必要がある。たとえば，医学生や医師は，「病気行動 (illness behaviour)」[3]でやって来る患者や肥満患者や特定の性行動を主張する患者，また高齢の患者や他の文化的背景を持つ患者に対して，強い偏見を持つかもしれない。したがって，自分に以下のように問うてみなければならない。

- 私はどのような文化に属しているか
- 私はどのような文化に同一感を抱いているか
- 私はどのような価値を特に好むか，あるいは好まないか
- 他の文化圏の人と話し合う際，どのような条件があると心地良く感ずるか
- 医学の訓練を受けたことで私の態度は変化したか
- 病院や診療所内の文化はどのようなものか

患者のケアに対する感情反応

患者への心づかい

医療行為が効果を生み出すためには，患者に対する心づかいや気づかいが不可欠である。しかしそれは，医師と患者の双方が了解したある明確な領域内にとどまっている限りにおいてのみ有益なものである。そうでないと意図せぬメッセージが伝えられる危険性があり，医師あるいは患者が，特に両者が個人的によく知っている場合，相手に親密な感情を抱くようになるかもしれない。どのような医師－患者関係であれ，その関係に親密さが伴うと，相手の人物に強い魅力を感ずるようになる可能性がある。そのため医師は，過度に距離をとり，これから身を守ろうとするかもしれない。あるいは深入りし，患者と性的関係を持つところまでいくかもしれない。

あなたは受け持っている患者にどのような感情を抱くか，それはどうしてなのか，こうしたことについてよく考えることがとりわけ重要である。

怒りや対立

怒りや対立は，適切に取り扱っておかないと，人間関係を損なう原因となりやすい。そこで，どのような場合に怒りを感ずるか，患者や同僚とのあいだで対立が生じた場合どのような対応をしているか，こうしたことについて気づきを深めることが必要である。対立をうまく取り扱うのに困難を覚えるならば，そうするのを可能にさせるやり方を伸ばす必要がある。

有益な質問としては次のようなものがある。

- 私はどのようなタイプの患者に対して怒りを感ずるか
- 私はどのような仕事の場面で怒りを感ずるか，またそれはどうしてか
- 怒り（自身が怒っている場合と，他人が怒っている場合の両方を含む）に対して，たいていどのように対処しているか
- 過剰に感情的になったり，なだめたり，非難したり，抑えつけたり，あるいは過度に理性的になったりする傾向はないか
- 怒ったとき，裏にどのような感情が潜んでいるか
- それらには，拒否されたという思いや，恥ずかしいという感情や，自分は価値がないとか低いといった思いが含まれていないか
- どういうことから自分にこうした感情があることを知ったか
- 怒る以外に道はないか

◇困難な臨床状況

厄介な患者

医学生や医師は「厄介（difficult）」と感ずる患者と出会うことが必ずある。彼らは「気が滅入る（heart-sink）」患者と表現されてきた。一般に彼らが訴える症状は，理解し難く，正しい治療が行われたと考えられる

ときですら，治療による改善がみられないというものである。こうした患者は，それまでの人生のなかで大きなストレスを抱え込んできていることが多く，精神疾患を患った経験のある者も多い。彼らは，機能性の障害を抱え，医療サービスを頻繁に利用し，提供されたケアに不満を抱き，多くの場合アルコールを乱用しており，心気症を訴える。どのようなタイプの患者に対して厄介と感ずるか検討し，どうしてそのように感ずるのか探り，どのようにすればもっとうまく彼らに対応できるようになるか検討することが大切である。

死を目前にした患者

医学生や医師は，自分もいつか死ぬという考えを受け入れていない場合や，自身のかつての死別体験が癒されないままになっている場合，慢性的な病気を抱え死を目前にした患者を相手にするのが，あるいは今しがた亡くなった患者の家族に悪い知らせを伝えたり，そうした人を相手にしたりするのが困難なように感ずるかもしれない。彼らは患者と過度に距離をとったり，あるいは逆にのめり込んだりし，そのため治療が不十分になったり，あるいは過剰になったりする危険性がある。したがって，自分に以下のことを問うてみるとよい。

- 私自身の喪失体験や悲しみの体験のせいで，死を目前にした患者のケアがうまくできなかったり，過剰になったり，あるいは束縛されたりしたことはないか
- 死に対する私自身の態度はどのようなものか
- 私の態度や気がかりのせいで，死を目前にした患者をケアする私の能力はどのような影響を受けているか
- 仮に私がもうすぐ死ぬことになったら，医師に何を求めるか，医師に何をしてもらいたいか

医療過誤

　医学は成功することもあれば失敗することもあるという仕事であり，最善を尽くしても，いつでも成功するわけではないということを認識し，どのような過誤からも学ぼうとするならば，医学生や医師はうまくやっていけるであろう。自分は完璧でなければならず，過誤は決してあってはならないというように考える者は，自身に過度のプレッシャーをかけ，自分自身を失敗者と考えやすい。その結果，自尊心の深刻な低下が引き起こされることがある。失敗する危険性から身を守ろうと検査や治療のオーダーを過剰に出すようになるかもしれない。彼らが失敗することへの恐れを自覚しない場合，特に燃え尽きの危険性が高い。したがって，医療過誤が生じたときは，自分に以下の質問をしてみるのが大切である。

- 私の医療過誤はどのような性質のものか
- 私の医療過誤に対してどのように考えているか
- どのような気持ちになったか
- どのように対処したか
- 診察の際にどのような変更を行ったか，あるいは行うとよいか

◻医師のセルフ・ケア

　医学生も専門医も，自身を大切にし，心がボロボロにならないようにするために，いくつかの手段を講ずることが大切である。そうでないと，常にストレッサーに晒されているために，患者や同僚と的確にかかわれなくなってしまうかもしれない。上に述べた問いを用いて自らを見つめなおすと，気づきが深まり，一個人としての生活と専門職業人としての生活のバランスを申し分ないものとするのに有益であろう。医学生や医師は自身のストレスの程度を絶えず監視し，中心的なストレスは何かを見定め，それに対処する方法を考案するようにするとよい。とりわけの難問は，一個人としての生活と専門職業人としての生活のバランスをどうとるかというこ

とである。

　医師はよく仕事が多すぎると言って不満を漏らしている。自分ではどうにもならないことだと言いながらも，その原因は，自ら進んで多くの仕事を行おうとすることにあることが多い。そうした彼らが，仕事が多すぎるのは仕方のないこととして受け入れると，仕事に対し不満を抱き，家庭が楽しくなく，深刻な身体的また精神的な問題を抱えるという結果に至る。患者に対して必要なことが増え，家庭で葛藤が生じると，さらに仕事にのめり込むようになるかもしれない。そこで，「仕事優先」という仮定は本当に正しいのか問いなおすことが大切である。医師は，一個人としての生活と専門職業人としての生活のバランスについて自分で決め，「被害者」ないしは「殉教者」の役割を引き受けてしまうことのないようにしなければならない。

　医学生も医師も，個人的な人間関係を育む時間を作り出し，明確な人生目標を定め，レクリエーションや知的な刺激を楽しみ，ふさわしい講習会に参加し専門家としての技や自信を磨くのがよい。仕事，遊び，家族，そして自己学習の理想的な時間配分（バランス）についてどのように考えているのか，自分自身に問うてみるとよい。その時間配分をうまく行う上で障壁となるものはないか，自身の仮定と行動が阻害要因となっている可能性も含め，よく考えるとよい。自身のストレスに気づいているか，もし気づいているならもっと効果的な対処法はないか，考えるとよい。

　よく生じる問題は，医師がそうしたストレスの存在を否認し，最終的に，燃え尽きあるいはそのほかの深刻な問題を来すに至ってしまうということである。したがって，時間を作って，定期的に自己を見つめなおし，また話し合い，中心的なストレッサーは何か，そうしたストレッサーを管理するにはどうすればよいか，自分の態度や行動をどのように変えればよいか，個人的な人間関係をもっとよく理解し向上させるにはどうすればよいか，一個人としての生活と専門職業人としての生活をうまく両立させるにはどうすればよいか，こうしたことを見極めようとするのがよい。

第 11 章　実りあるコミュニケーションを行い，精神的に倒れないようにするために　211

倒れることのないようにするために

医学生や医師が支えられ，倒れることのないようにするために，以下の 1 つ以上を試みるとよい
- ピア・サポート
- 小グループでの話し合い
- バリント・グループ
- 出身家庭を取り上げるグループ
- 自己への気づきを深めるグループ
- コミュニケーション技術の向上

◇**ピア・サポート**

　医学生や若手医師が，仲間や同僚に，注意を要するストレッサーを抱えてはいないかと尋ね，ついでそれに対して考えられる対処法について一緒に話し合う——このようなやり方がとれれば申し分ないことであろう。現在いくつかの医学校では，学生が 2 人 1 組になり，お互い助け合ってストレスに対処していくというピア・カウンセリング[4]が推奨されているが，そうしたやり方は非公式的に行われたほうが効果的なことがある。

　以下に，病棟で複数の患者の死に直面して過度の憂苦を経験しているある医学生の場合を例として示そう。彼は同じ医学生である親しい女性の友人に，このことについて話し合えないかと尋ねた。彼女は，彼がどの程度混乱した精神状態にあるかを探り，彼の憂苦は度を超しているようにみえることを確かめた。彼女は，彼に，現在のあまりの憂苦の理由を説明するかもしれない自身の死別体験について，振り返ってみるよう言った。彼は，大好きであった祖父を数年前に亡くしたことを打ち明けた。彼はそれ以来葬式に参加することができなくなり，そのことに強い罪悪感を抱いていた。

悲しみを抑圧し，表にあらわしたことがなかったのであった。この仲間の医学生と話し合った結果，彼は自分には専門的な助けが必要であることを悟り，カウンセリングを求めた。カウンセリングの結果，彼の悲しみは癒され，死を目前にした患者やその家族ともっと効果的にかかわれるようになった。

◯小グループでの話し合い

　医学生は，自身の臨床経験，そしてその際に抱いた気がかりや気持ちについて話し合う小グループに参加する機会をもつとよい。話題にするとよいのは，患者の臨床的ケア，そして患者と接することで自分が抱いた感情，またそのような感情を抱いた理由である。さらに医学生はほかの医療スタッフとの人間関係に関して何か気がかりを抱えていないか尋ね，もしそうならどのような内容のものかについても質問し，それについて話し合うとよい。そしてファシリテーター（促進役）は，医学生に，どうしてそのような感情を抱いたのか，その理由を考えてみるよう促すとよい。その過程で，患者との実体験によって生じた感情と，自身のこれまでの体験とを結びつけて考えることができるようになるかもしれない。ただし，そうしたグループは治療を目的とすべきではない。そうではなく，そうした小グループでの話し合いを通して，学生が，患者からどのような影響を受けているか，そして憂苦を経験するのは「メソメソした」ことではないということを悟れるようにするのがよい。そしてこれらのグループで，どのようなやり方をとればもっと有益かを検討するとよい。そうしたグループは参加者を支える働きをするだろう。なお話し合われた事柄はグループの外に漏らしてはならない。

　そうしたグループで，患者やその家族に提供されているケアに関して医学生や医師の体験している葛藤を話題にするのも有益である。たとえばある学生は，癌に対する積極的治療について葛藤を抱いていた。延命効果はないばかりか，患者のQOLに悪影響を与えていると考えたのであった。

そうしたグループは定期的に集まるのがよいか，それとも患者のケアに関して何か重大な問題が生じたときにのみ集まるのがよいか，まだ明らかではない。

◇バリント・グループ

　医学校のなかには，医学生や医師にバリント・スタイルのグループを導入しているところがある。参加者に，自分自身を薬物と同等の存在と見なした上で，その「自分自身」を患者やその家族とのかかわりのなかでどのように用いているか振り返ってもらうようにするというものである。患者やその家族に提供する「自分自身の量（dose of themselves）」をどのように決めているか。特定のタイプの患者——とりわけ，おそらくは厄介と感ずる患者——に過剰に，あるいは過少に提供してはいないか，そこにはどのような理由が潜んでいるか，こうしたことについて振り返るのである。

　バリント・グループの目的は，医学生や医師に力添えして，自分の態度や行動に潜む盲点，すなわち，これまで知らず知らずのうちに患者とのかかわりを過剰あるいは過少にしてしまった理由を浮かび上がらせることである。このグループを通して自分の態度や動機が探りだされ，その結果，盲点が減り，より効果的な臨床行為が行われることが期待されている。

◇出身家庭を取り上げるグループ

　これは，医学生や若手の医師に，各自，自分も含めて家族の人間関係を描く家系図（ジェノグラム）を作成してもらい，自身の強さと盲点とをもっとよく理解できるようにするというものである。参加者は，家族間の対立や，家庭内の人間関係のなかで参加者が担った役割や，家族構造の強みと弱み，そして自分が育つなかで自分を包んでいた神話や期待のようなものに光を当てるよう求められる。

◻自己への気づきを深めるグループ

　これは，たいてい専門医（qualified doctor）にのみ提供されるものである。ファシリテーターが，組織化されていない参加者8〜12名からなるグループに，臨床医や指導医として課題を果たす上で支障となっていると考えられる個人的な問題について振り返るよう促すものである。たとえば，ある女性の上級指導医は，同僚の男性医師とのあいだで問題を抱えていると述べた。その男性医師は，悪い知らせを伝えることをずっと避け，空言を言って安心させようとする傾向があるのであった。そのために，治療チームのなかで重大な意見の対立が発生し，患者や家族からは不満が湧き上がっていた。しかし彼女は面と向かって彼に意見を言うことができないでいた。

　彼女がグループのなかでこの問題について話し合っていたときに，彼女はふさぎ込んだ。ファシリテーターは彼女に，彼と対決することを恐れる気持ちはどこから生ずるのか考えるよう促した。彼女は，その男性医師が自分に攻撃を向け自分を痛めつけようとするのではないか，そうすれば彼との職業上の関係は壊れるだろう，このようなことを懸念していると打ち明けた。ファシリテーターは参加者全員に，似たような対決することの恐れを経験したことはないか振り返ってみるよう促した。彼女のほかにも参加者8名中3名が，自分にも経験があると述べた。こうしてこの上級医の恐れは少なからずの人が経験するものだということが分かり，彼女は自信を取り戻し，その恐れがどこから生じているのか探れるようになった。

　彼女は，父親に立ち向かおうとしたとき，いつも父親から屈辱を受けてきたことを明かした。彼女は，その男性医師からも屈辱を受けるのではないかと恐れ，うまく対応できないように思ったのであった。そこでグループは，彼女に，その男性医師は困った人ではあるが，建設的なやり方でそうした問題にアプローチをすれば，父親のようなひどいことはしないだろうと助言した。彼女はそうすることができ，のちによい結果が得られたとの報告があった。

◻コミュニケーション技術の向上

　医療がストレスの多い専門的職業であるということに対して挙げられるいくつかの理由のなかで，患者やその家族——とりわけ死を目前にした患者や患者を亡くした家族——とのコミュニケーションが困難だという理由は突出したものである。したがって医学生と医師は，これまでの各章で述べてきたように，必要なコミュニケーション技術を身に付けていることがとりわけ重要である。要となる技術を習得しようと訓練を受ける場合，その訓練のなかにロール・プレーイング（役割演習）もしくは実際の患者やその家族との実地演習が含まれていること，そして，その際に，習得すべき技術や手法に精通している経験豊かな指導者(チューター)から建設的で有効なフィードバック意見が得られることが必要である。

　指導者から意見が得られるという点からすると，特にロール・プレーイングが有益である（Maguire et al., 1996）。医学生や医師は，実際に自分が手こずっている患者の役を演ずるよう求められる。たとえば怒っている患者の扱いに困っている学生は，その患者役を演ずるよう勧められるだろう。というのは，その学生はその患者のことを鮮明に覚えており，ありありと演じられるだろうからである。またそうすると，自分の困っている問題を洞察できるようになるだろうからである。一方，他の医学生や医師は怒っている患者を相手にしている面接者の役を演ずるよう求められる。

　この手法には，課題の複雑さを，学生あるいは医師の経験しているレベルに合わせて取り扱うことができるという利点がある。面接者は，立ち行かなくなったと感じたときは，グループを前にして恥をかくことのないように，また劣等感を感じることのないように，すぐさま中止するよう勧められる。そしてグループに，面接をどのように続けるか，どのような面接のやり方が有効か提案するよう求める。

　患者役の人には，グループが提案した別のやり方だと，もっと自分を打ち明けやすくなるか，またその場合全般的にどのように感じるか，意見を言うよう促される。こうして，ロール・プレーイングは面接のやり方の有

効性をめぐって検証あるいは反論を提供する一連の実験となりうる。そして医学生や医師は，それまで手こずっていた状況をうまく扱っていくやり方を，迅速に効率よく学ぶことができる。グループが面接役の人に意 見(フィードバック)を述べる場合は，最初に面接者がうまく行ったことについて述べ，そのあとで建設的な批評を添えることがとりわけ重要である。その際，こうした批評を述べる人に，自身はどのようなやり方が有効と考えるか助言を述べてもらうようにすることも大切である。

要　約

受け持ちの患者と実りあるコミュニケーションを行えるようになりたいと思うなら，まず自分はどのようなときにストレスを感じるか，そしてそれはどうしてなのか，こうしたことに対して気づきを深める必要がある。そうすれば，重大なストレッサーを見定め，それをうまく取り扱うやり方を見いだせるようになるだろう。そうすると，燃え尽き，さらには深刻な精神的問題を来す危険性は低下しよう。努力して，それまで困難を覚えてきたコミュニケーションの領域をうまく取り扱えるようになると，あなたが経験するストレスは大幅に低下しよう。そして，患者からも，このような面接のやり方であなたと話し合えてよかった，と言ってもらえるだろう。

■文　献

Firth-Cozens, J. 1989 : Stress in medical undergraduates and house officers. *British Journal of Hospital Medicine* 41, 161-4.

Maguire, P., Booth, K., Elliott, C. and Jones, B. 1996 : Helping health professionals involved in cancer care acquire key interviewing skills—the impact of workshops. *European Journal of Cancer* 32 A, 1457-9.

Novack, D.H., Suchman, A.L., Clark, W., Epstein, R.M., Najberg, E. and Kaplan,

C. 1997 : Calibrating the physician: personal awareness and effective patient care. Working Group on Promoting Physician Personal Awareness, American Academy on Physician and Patient. *Journal of the American Medical Association* 278, 502-9.

Ramirez, A.J., Graham, J., Richards, M.A., Cull, A., Gregory, W.M., Leaning, M.S., Snashall, D.C. and Timothy, A.R. 1995 : Burnout and psychiatric disorder among cancer clinicians. *British Journal of Cancer* 71, 1263-9.

訳　注

まえがき

1) 英国では Medical School 卒業後，Pre-registration House Officer あるいは (Junior) House Officer (**研修医**)，Senior House Officer として研修を積んだあと，Registrar (**専門医，病棟医**)，Senior Registrar を経て，Consultant (**指導医，上級専門医，診療部長**)，病院によってはさらに Professor へとキャリアの階段を上る。Registrar ではなく General Practitioner (**家庭医，掛かりつけ医，一般開業医**) に進む者もいる。なお本書ではそれぞれ適宜，太字の語を訳語として用いた。

2) 著者 Maguire は 2006 年 10 月 7 日に亡くなった。追悼文としては，Creed, F. and Pitceathly, C.による 'Peter Maguire' (*British Medical Journal* 333, 973, 2006), 'Peter Maguire' (*The Guardian*, Nov.13, 2006), 'Professor Peter Maguire 1939-2006' (*PBSC Newsletter*, Cancer Research UK, 2007), Finset, A.による 'Peter Maguire 1939-2006' (*Patient Education and Counseling* 68, 209-10, 2007), Lambert, D.による 'Professor George Peter Maguire 1939-2006' (*CALL Annual Report 2006/7*) がある。

著書としては，本書以外に下記の共編著がある．

Frank, A.O. and Maguire, G.P. (eds.) 1988 : *Disabling diseases : physical, environmental and psychosocial management*. Heinemann Medical Books.

Faulkner, A. and Maguire, P. (eds.) 1994 : *Talking to cancer patients and their relatives*. Oxford University Press. (邦訳あり：付録参照)

また Maguire が寄稿者となった書籍としては，たとえば下記 (刊行年順) がある。〔　〕内には担当した章の題目とそのページを示す (共著者名は略す)。

Bennet, A.E. (ed.) 1976 : *Communication between doctors and patients*. Oxford University Press. 〔'Training medical students to communicate'. pp.47-74〕

Howells, J.G. (ed.) 1976 : *Modern perspectives in the psychiatric aspects of surgery*. Brunner/Mazel Publishers. 〔'The psychological and social sequelae of mastectomy'. pp.390-421〕

Morris Jones, P.H. (ed.) 1979 : *Topics in paediatrics 1 : haematology and oncology*. Pitman Medical. ('Psychological and social problems in families of children with leukaemia'. pp.141-9)

Argyle, M. (ed.) 1981 : *Social skills and health*. Methuen. ('Doctor-patient skills'. pp.55-81)

Bonadonna, G. (ed.) 1984 : *Breast cancer: diagnosis and management*. Wiley. ('Psychological reactions to breast cancer and its treatment'. pp.303-18)

Steptoe, A. and Mathews, A. (eds.) 1984 : *Health care and human behaviour*. Academic Press. ('Communication skills and patient care'. pp.153-73)

Kagan, C. (ed.) 1985 : *Interpersonal skills in nursing: research and applications*. Croom Helm. ('Deficiencies in key interpersonal skills'. pp.116-27)

Hollin, C.R. and Trower, P. (eds.) 1986 : *Handbook of social skills training*. Vol. 2. Pergamon. ('Social skills training for health professionals'. pp.143-65)

Stewart, M. and Roter, D. (eds.) 1989 : *Communicating with medical patients*. Sage. ('Consultation skills of young doctors—benefits of undergraduate feedback training in interviewing'. pp.124-37)

Veronesi, U. et al. (eds.) 1989 : *Surgical oncology: A European handbook*. Springer Verlag. ('Psychological aspects of surgical oncology'. pp.272-81)

Corney, R. (ed.) 1991 : *Developing communication and counselling skills in medicine*. Routledge. ('Managing difficult communication tasks'. pp.47-56)

Dickenson, D. and Johnson, M. (eds.) 1993 : *Death, dying and bereavement*. Sage. ('Communicating with cancer patients: handling bad news and difficult questions'. pp.180-5 ; 'Communicating with cancer patients: handling uncertainty, collusion and denial'. pp.186-91)

Regnard, C.F.B. and Hockley, J.M. (eds.) 1995 : *Flow diagrams in advanced cancer and other diseases*. Arnold. ('Eliciting the current problems'. pp.1-4 ; 'The anxious patient'. pp.73-6 ; 'The withdrawn patient'. pp.77-80)（邦訳あり：付録参照）

Parkes, C.M. and Markus, A. (eds.) 1998 : *Coping with loss : helping patients and their families*. BMJ Books. ('Surgery and loss of body parts'. pp. 47-56)

Chochinov, H.M. and Breitbart, W. (eds.) 2000 : *Handbook of psychiatry in palliative medicine*. Oxford University Press.〔'Communication with terminally ill patients and their relatives'. pp.291-302〕(邦訳あり：付録参照)

MacDonald, E. (ed.) 2004：*Difficult conversations in medicine*. Oxford University Press.〔'Dealing with strong emotions and difficult personalities'. pp.77-85；'Maintaining a balance'. pp.173-7〕

論文については PubMed を参照していただきたい。

第1章

1) 第2章の誤りと考えられる。
2) 第3章の誤りと考えられる。
3) 原語は educated guess で，'a guess based on knowledge and experience and therefore likely to be correct'(*The New Oxford Dictionary of English*) が語義。本書の場合，この knowledge and experience をどう解するか頭を悩ますが，候補となる①医師の幼少期からの諸知識と諸経験，②それまでの臨床で得た諸知識と諸経験，そして③当の患者に関する諸知識と諸経験，のうち，とりあえず③と考えておく。もちろんこれらをすべて含むものと考えることもできる。なお篠田政幸・カーティは，Maguire と一緒に仕事をした Faulkner, A. の著書 *Effective interaction with patients*. 2nd ed. (Churchill Livingstone, 1998) の邦訳『医療専門家のためのコミュニケーション技術』(診断と治療社，2000) のなかで，同語句に対し「十分な観察に基づいた推測」という訳語を充てている。同様にほぼ上記③の意味として受け取っているようである。
4) 第3章の誤りと考えられる。なお第6章，第7章も参照。

第2章

1) pathetic をはじめ，patient (苦しむ人，病人，患者)，pathology (病理学)，empathy (思いやり，共感)，passion (イエスの受難，情熱) など，受苦，病，感情を含意する一連の語は，何かを被ることを意味するギリシャ語 pathein, pascho, またそうした受動的状態を意味する pathos に由来する。西洋ではパトス (pathos) は「人間精神の能動的・習慣的・理性的契機としてのエートスやロゴスに対比される」(『世界大百科事典』) という。これを踏まえて，論理 (ロゴス) で抑えられない感情 (パトス) について述べる「まえがき」を読むとよいかもしれない。なお，patient と同じく，苦しむ人や病人を意味する suf-

fererのsufは「下 (sub)」という意味である。「被る」と発想が似ている。
2) Heaven, C. and Maguire, P.は'Communication issues' (Lloyd-Williams, M. ed., *Psychosocial issues in palliative care.* 2nd ed., pp.21-47, Oxford University Press, 2008) のなかで，これを，取り上げる時間を変える (switching the time focus)，取り上げる内容を変える (switching the topic)，取り上げる人を変える (switching the person focus) の3つに細分類している。
3) diseaseとillness，あるいは医師にとっての検討事項ないしは問題 (doctor's agenda) と患者にとっての問題 (patient's agenda) を分ける考え方については，たとえばStewart, M. and Roter, D. (eds.) *Communicating with medical patients* (Sage, 1989) 所収の諸論文も参照のこと。次は，その1つLevenstein, J.H., Brown, J.B., Weston, W.W., Stewart, M., McCracken, E.C., and McWhinneyによる論文'Patient-centered clinical interviewing' (pp.107-19) 中にある"The patient-centered clinical interview"と題する図。

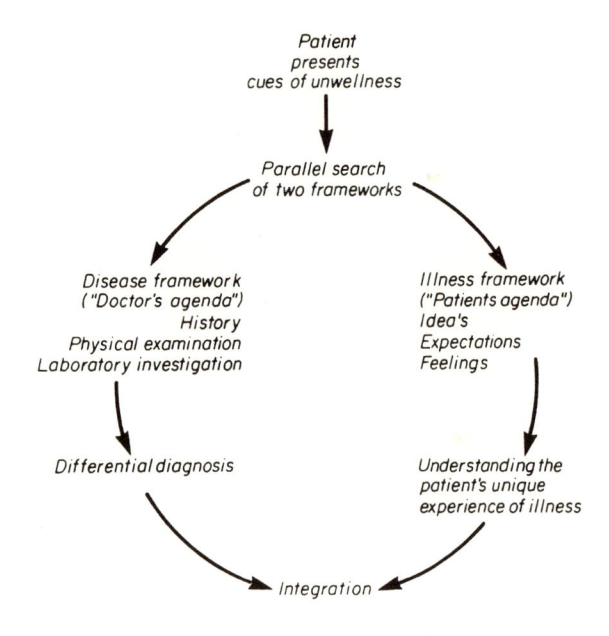

```
                    Patient
                   presents
                cues of unwellness
                        ↓
                Parallel search
               of two frameworks
              ↙                    ↘
    Disease framework         Illness framework
    ("Doctor's agenda")       ("Patients agenda")
         History                    Idea's
    Physical examination         Expectations
   Laboratory investigation        Feelings
              ↓                         ↓
  Differential diagnosis     Understanding the
                              patient's unique
                            experience of illness
              ↘                    ↙
                   Integration
```

第3章
1) directive は (話の)「方向を示す，定める」という意味で，原書 p.88 (本訳書

p.149) に "('I know……. I would like to focus on what your current problems are, whatever they may be'). Using the proactive methods advocated in Chapter 4, such as asking open directive questions about the patient's perceptions and feelings…" とあることから，focus と近い意味で用いられていると推測される。なお Faulkner, A. (*Effective interaction with patients*. 2 nd ed., p. 55) は open question を① broad open question と② focused open question に分けているが，Maguire の言う open directive question はこの②に相当すると考えられよう。
2) 第2章訳注3参照。

第4章
1) (Maguire et al., 1986) の誤記と考えられる。
2) SSRI 型抗うつ剤「プロザック」あるいは広く精神安定剤の俗称。

第5章
1) 本書では，①医師と患者の家族が示し合わせて患者に真実を告げないという共謀のみが取り上げられるが，無論，②医師と患者が示し合わせて患者の家族に真実を告げないという共謀や，③医師とほかの医療スタッフが示し合わせて患者およびその家族に真実を告げないという共謀もありえよう。
2) 窓（window）は何の象徴的表現であろうか。それをここで詳述する余裕はないが，窓が持つであろう「外気を入れる，古い空気と入れ替える」「外光を入れる」「外を見る」「中を見る」「中を見せる」「抜け出る」「入り込む」などの働きのうち，最初の働きを持つものと解すると次のような光景を思い描くことができる。すなわち，外界を拒否することで成り立っている心の世界ではあるが，窓があって，それを通して新鮮な外気が入るならば，心は塞いだ状態から解放されるかもしれない，というようにである。もちろんそれとは別の働きを持つものと解するとまた別の光景を思い浮かべることができる。
3) 患者，広くは公衆の健康と安全を保護・推進・維持するために設立された，国家から独立した機関。医師免許の管理等を行う。

第6章
1) 有賀悦子（「病状告知，インフォームド・コンセント，チーム医療」『月刊ナー

シング』24, 90-97, 2004)はこの warning shot を（直球を投げる前に）「変化球を投げる」と表現している。言い得て妙である。
2) 第5章「否認」参照

第7章
1) DSM-IV あるいは ICD-10 の「全般性不安障害」の診断基準とは異なっている。著者 Maguire 独自のものか。
2) DSM-IV あるいは ICD-10 の「大うつ病」の診断基準とは異なっている。
3) これと同じ言い回しが前ページにもある。

第8章
1) 第3章の誤りと考えられる。
2) 商品名はメレリル。我が国では 2005 年 12 月をもって販売中止になった。

第9章
1) これはあくまでも事故・救急部に運び込まれた者についての記述である。なお Brock, A. and Griffiths, C.の論文 'Trends in suicide by method in England and Wales, 1979 to 2001' (*Health Statistics Quarterly* 20, 7-18, 2003) によれば，イングランドとウェールズにおける自殺の手段の1位と2位は，男性ではそれぞれ "Hanging, strangulation and suffocation" と "Drug-related poisoning" で，女性では両者が入れ替わる。
2) 多くは地域ごとに，複数の家庭医や病院と契約し国民への医療サービス提供を管理・運営する機関のこと。数百あり，そのほとんどは税金を財源とする。
3) the Holocaust という場合は第二次大戦中にナチスが行ったユダヤ人大虐殺を，また a holocaust という場合は大破壊，大虐殺を意味する。ここでは戦争などを意味すると思われる。

第10章
1) normal を「正常」と訳すことも可能だが，「正常な高血圧」「正常な戦争」といった言い回しと同じく違和感が残る。本訳書では「通常」とする。なお normal grief は鳴澤實監訳『グリーフカウンセリング』（ウォーデン，J.W.著，川島書店，1993）では「通常の悲嘆」，長谷川浩・川野雅資監訳『死別の悲しみの臨

床』（バーネル，J.M. & バーネル，E.L.著，医学書院，1994）では「正常な悲嘆」と訳される。

2) grief には，normal, typical, healthy, uncomplicated, また abnormal, unresolved, distorted, complicated, pathological といったようにさまざまな形容詞が冠せられ，abnormal grief あるいは complicated grief ないしは pathological grief は，確定しているわけではないが，absence of grief, inhibited grief, delayed grief, chronic grief に分けられることが多い。本書の oscillating grief や exploding grief という言い回しは，Faulkner, A. and Maguire, P.の *Talking to cancer patients and their relatives* (Oxford University Press, 1994)，および Faulkner, A.の *Working with bereaved people* (Churchill Livingstone, 1995) を除き，類書にその例を見ないものである。この oscillating grief を本訳書では「強弱を繰り返す悲しみ」と訳したが，Parkes, C.M.の論文 'Facing loss' (*BMJ* 316, 1521-4, 1998) 中の "oscillate between confronting and avoiding grief" という言い回しを参考にすれば，「悲しみに直面したのちに，それを回避（ないしは抑圧）する——これを繰り返す」という意味合いがあろう。

3) 本章訳注 6 参照。

4) 第 8 章訳注 2 参照。

5) Bowlby, J.の論文 'Process of mourning' (*International Journal of Psycho-Analysis* 42, 317-40, 1961) 参照。

6) 英国では，火葬場は通常，Garden of Rest と呼ばれる専用の庭園ないしは公園（以下，庭園）の一角に建てられる。火葬は，同庭園内にある Chapel of Rest と呼ばれるチャペルで葬儀を行ったあとに執り行われ，粉末状になった遺灰は，その専用の庭園の芝生や花壇等，あるいは故人の指定した場所等に埋められたり，撒かれたりする。「火葬場を訪れる」というのは，この，遺灰が埋められたり，撒かれたりした庭園等を訪れるという意味であろう。なお英国では 7 割余りが火葬。

7) 訳注 2 で挙げた Faulkner, A.の *Working with bereaved people* (p.79) には次頁左図が示されている。文意から考えても，本図は次頁右図の誤りと考えられる。

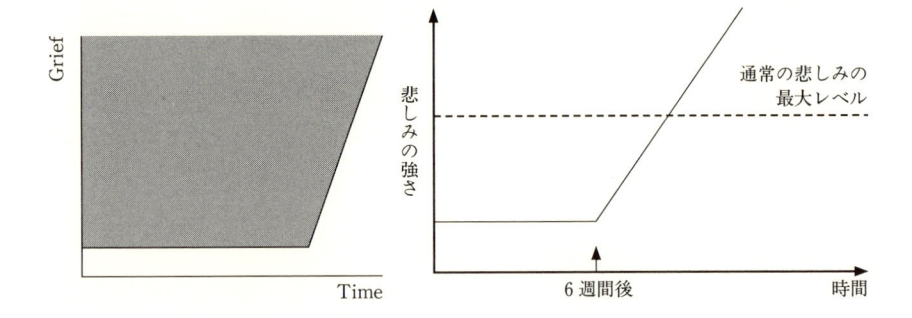

第 11 章

1) *The New Oxford Dictionary of English* は，depersonalization に対し 'the action of divesting someone or something of human characteristics or individuality. ■ Psychiatry a state in which one's thoughts and feelings seem unreal or not to belong to oneself, or in which one loses all sense of identity.' と 2 つの語義を示している。本書では，患者と感情のないかかわりをするという表現があることから，Maguire は上記 2 語義のうち前者の意味で用いていると考えられる。そこで「一人の人間として扱わない態度」という訳語を充てる。なお田尾雅夫・久保真人『バーンアウトの理論と実際』(誠信書房，1996) では「脱人格化」という訳語が用いられている。

2) 英国の医学校は 5 年制で，おおむね講義中心の 1-2 年次は pre-clinical years，実習中心の 3 年次以降は clinical years と呼ばれる。

3) 心身に変調を感じた人が起こす行動を広く意味する語。illness は，disease と異なり，病む人本人の観点で捉えられた変調状態を指すことが多く（第 2 章訳注 3 参照），illness behaviour と言う場合，disease がないにもかかわらず行われる行動が含まれる。別の視点で言えば，病院や診療所への受診に限らず，伝統医学や民俗・民間医療の考え方に基づく多様な行動が含まれる。

4) 仲間同士の支え合い，助け合いをピア・サポート，仲間同士のカウンセリングをピア・カウンセリングという。

訳者あとがき

　そのむかし，当時，防衛医大にいらした石神重信先生と平出星夫先生らが進めていらした，乳房切除術を受けた女性患者に対するリハビリテーションとそれに伴う心理面の推移についての研究プロジェクトに参加する機会があったとき，私の役割は，同患者に面接と心理検査を行い，その心理面をフォローすることであった。そういう場に置かれた者ならば誰もがするように，私はまず，たとえば Renneker, R. and Cutler, M. の論文 'Psychological problems of adjustment to cancer of the breast' (*Journal of the American Medical Association* 148, 833-8, 1952) や Worden, J.W. and Weisman, A.D. の論文 'The fallacy in postmastectomy depression' (*American Journal of the Medical Sciences* 273, 169-75, 1977)，あるいは Maguire, G.P., Lee, E.G., Bevington, D.J., et al. の論文 'Psychiatric problems in the first year after mastectomy' (*British Medical Journal* 1, 963-5, 1978) など，関連するであろう論文をできるだけたくさん集めて読み，何をどのようなスケジュールで行うか検討した。今と異なり当時の我が国では類似した研究はきわめて少なく，ほとんど暗闇のなかを手探りという状況で，最終的に，Lee, E.C.G. and Maguire, G.P. の 'Procedings: Emotional distress in patients attending a breast clinic' (*British Journal of Surgery* 62, 162, 1975) を手掛かりに，入院時，手術前日，手術1週後，手術3週後（ほぼ退院直前），退院1カ月後，退院3カ月後，そして可能ならば退院6カ月後と退院1年後にも，面接と心理検査を行うというスケジュールを組み立てた。この研究は約2年続いたが，その後，私は研究領域を変え，Maguire, G.P. という人の名はすっかり忘れていた。

　それからおよそ四半世紀たって，私はコミュニケーションの諸相について調べるために，本訳書の原著である，Maguire, P. 著 *Communication skills for doctors*（Arnold, 2000）を読んでいた．最初，著者の名にどこか見覚えがあるような気がしたが，何かの錯覚であろうと思った．同書で著者は理論を振りかざすことなく，長年の経験で得たコツを，その経験や人柄が滲み出るような文体で記していた．そのコツは基本的なもので，それがゆえに多様な応用ないしは適用が可能で，「医師のため」と題されてはいたが，他職種の人たちにとっても役立つもののように思われた．

同書を読み進めると同時に，著者に関する情報を集め，その研究・実践のテーマは，一つには癌患者の心理面の分析と同患者に対する援助であること，また一つには医師や看護師が患者との間で行っているコミュニケーションないしは面接の分析と医師や看護師に対する教育・援助であること，2006年に亡くなり，ある追悼文の表題が'Professor George Peter Maguire 1939-2006'であることなどを知った．この過程で著者のMaguire, P.氏は，そのむかし暗闇のなかで読んだ論文の著者と同一人物であることを知った．かつての時代を思い起こさせる懐かしい人の名であった．

こうした個人的思い出は別としても，本書は，患者との面接ないしはコミュニケーションの重要性が認識され，それを主題とする書物が多数刊行されている今日の我が国にあっても，その価値は高いように思われた．先に述べたように，基本的であるがゆえに多様な可能性があり，しかも著者の経験や人柄が滲み出ている，といった書籍は決して多いわけではない．そこで浅学非才をかえりみず邦訳を試みた次第である．つたない翻訳ではあるが，本訳書が，困難に直面した若手医師をはじめとする多くの方々に何らかのヒントを提供できるならば，訳者としてこれにまさる喜びはない．

本訳書を公刊するにあたり，星和書店の，岡部浩氏をはじめとする皆様にはたいへんお世話になった．医師と患者の関係がそうであるように，著者と出版社の関係も二人三脚であることをあらためて実感させられたよい経験であった．ここにお礼を申し述べたいと思う．

2009年4月　　　若林佳史

付録：参考図書

以下に，わが国で刊行された書籍のなかで，患者との面接ないしはコミュニケーションに触れたものをいくつか挙げる（訳書の場合は，原著を先に示す）。精神科医，歯科医，看護師，薬剤師，作業療法士などを主たる対象としたものは，(3)に挙げる4冊を除き，省いた。

(1) 基本的なもの・全般的なもの・広範囲にわたるもの

Aldrich, C.K. 1999 : *The medical interview : gateway to the doctor-patient relationship,* 2 nd ed. Taylor & Francis. （田口博國訳 2000：『医療面接法―よりよい医師-患者関係のために』医学書院）

Billings, J.A. and Stoeckle, J.D. 1999 : *The clinical encounter : a guide to the medical interview and case presentation,* 2 nd ed. Mosby. （日野原重明・福井次矢監訳 2001：『臨床面接技法―患者との出会いの技』医学書院）

Bird, B. 1973：*Talking with patients,* 2 nd ed. Lippincott. （池見酉次郎訳 1975：『面接による患者心理の理解』改訂版．診断と治療社）

Calnan, J. 1983：*Talking with patients : a guide to good practice.* Heinemann Medical Books. （織田敏次監訳 1986：『患者との対話』へるす出版）

Cole, S.A. and Bird, J.(eds.) 2000：*The medical interview : the three-function approach,* 2 nd ed. Mosby. （飯島克巳・佐々木将人訳 2003：『メディカルインタビュー―三つの機能モデルによるアプローチ』メディカル・サイエンス・インターナショナル）．

Enelow, A.J. and Swisher, S.N. 1986：*Interviewing and patient care,* 3rd ed. Oxford University Press. （津田司訳1989：『新しい問診・面接法―よきPatient Care のために』医学書院）〔1996年に原著第4版が刊行された〕

Faulkner A. 1998：*Effective interaction with patients,* 2 nd ed. Churchill Livingstone. （篠田政幸・カーティ，E.L.訳 2000：『医療専門家のためのコミュニケーション技術』診断と治療社）

福井次矢（監修）2002：『メディカル・インタビューマニュアル―医師の本領を生かすコミュニケーション技法』第3版．インターメディカ．

Hind, C.R.K.(ed.) 1997：*Communication skills in medicine.* BMJ Publshing. （岡安大仁監訳 2000：『いかに"深刻な診断"を伝えるか―誠実なインフォームド・

コンセントのために』人間と歴史社)

飯島克巳 1995：『外来でのコミュニケーション技法—診療に生かしたい問診・面接のコツ』第2版．日本醫事新報社．

木戸幸聖 1983：『臨床におけるコミュニケーション—よりよき治療関係のために』創元社．

Launer, J. 2002: *Narrative-based primary care : a practical guide*. Radcliffe. (山本和利監訳 2005：『ナラティブ・ベイスト・プライマリケア—実践ガイド』診断と治療社)

Lloyd, M. and Bor, R. 1996: *Communication skills for medicine*. Churchill Livingstone. (山内豊明監訳 2002：『事例で学ぶ医療コミュニケーション・スキル—患者とのよりよい関係のために』西村書店)〔2009年に原著第3版が刊行された〕

町田いづみ・保坂隆 2001：『医療コミュニケーション入門』星和書店．

松村真司・箕輪良行（編）2007：『コミュニケーションスキル・トレーニング—患者満足度の向上と効果的な診療のために』医学書院．

箕輪良行・佐藤純一 1999：『医療現場のコミュニケーション』医学書院．

Platt, F.W. and Gordon, G.H. 1999: *Field guide to the difficult patient interview*. Lippincott Williams & Wilkins. (津田司監訳 2001：『困ったときに役立つ医療面接ガイド—困難な医師・患者関係に対処するコツ』メディカル・サイエンス・インターナショナル)〔2004年に原著第2版が刊行された〕

Roter, D.L. and Hall, J.A. 2006: *Doctors talking with patitents/patients talking with doctors : improving communications in medical visits*, 2 nd ed. Praeger. (石川ひろの・武田裕子監訳 2007：『患者と医師のコミュニケーション—より良い関係作りの科学的根拠』篠原出版新社)

斎藤清二 2000：『はじめての医療面接—コミュニケーション技法とその学び方』医学書院．

Silverman, J., Kurtz, S., and Draper, J. 2005: *Skills for communicating with patients*, 2 nd ed. Radcliffe Medical Press. (訳書ではないが，本書を一部もとにしたものに次がある。向原圭 2006：『医療面接』文光堂)

Smith, R.C. 2002: *Patient-centered interviewing : an evidence-based method*, 2 nd ed. Lippincott Williams & Wilkins. (山本和利監訳 2003：『エビデンスに基づいた患者中心の医療面接』診断と治療社)

(2) 癌患者や終末期患者などとのコミュニケーションに関するもの

Buckman, R. 1992: *How to break bad news : a guide for health care professionals.* Johns Hopkins University Press.（恒藤暁監訳 2000：『真実を伝える―コミュニケーション技術と精神的援助の指針』診断と治療社）

Faulkner, A. and Maguire, P. 1994: *Talking to cancer patients and their relatives.* Oxford University Press.（兵頭一之介・江口研二訳 2001：『がん患者・家族との会話技術―不安をやわらげるコミュニケーションのとり方』南江堂）

Hamburg, P. 1998: Breaking bad news. In Stern, T.A., Herman, J.B., and Slavin, P.L.(eds.) *The MGH guide to psychiatry in primary care,* 159-65. McGraw-Hill.（白浜雅司訳 2002：「悪い知らせを伝える」兼子直・福西勇夫監訳『MGH「心の問題」診療ガイド』162-8．メディカル・サイエンス・インターナショナル）

Team SPIKES-BC（編）2007：『SPIKES-BC―乳がん診療におけるコミュニケーションスキルを学ぶ』じほうヴィゴラス．

内富庸介・藤森麻衣子（編）2007：『がん医療におけるコミュニケーション・スキル―悪い知らせをどう伝えるか』医学書院．

*

Buckman R. 1988: *"I don't know what to say..." : how to help and support someone who is dying.* Macmillan.（上竹正躬訳 1990：『死にゆく人と何を話すか』メヂカルフレンド社）

Kaye, P. 1995: *Breaking bad news : a ten step approach.* EPL Publications.（柿川房子・佐藤英俊訳 1998：「悪い知らせを伝える―10 ステップアプローチ」『がん看護』3, 130-5, 217-24）

Maguire, P. 2000: Communication with terminally ill patients and their relatives. In Chochinov, H.M. and Breitbart, W.(eds.) *Handbook of psychiatry in palliative medicine,* 291-302．Oxford University Press.（小池眞規子訳 2001：「終末期患者とその家族とのコミュニケーション」内富庸介監訳『緩和医療における精神医学ハンドブック』315-26，星和書店）

日本死の臨床研究会教育研修委員会 2007：『死の臨床とコミュニケーション』人間と歴史社．

Regnard, C.F.B. and Hockley, J.M.(eds.) 1995: *Flow diagrams in advanced cancer and other diseases.* Arnold.（阿部薫監訳 1999：『フローチャートで学ぶ

緩和ケアの実際』南江堂)
淀川キリスト教病院ホスピス（編）2007：『緩和ケアマニュアル』第5版．最新医学社．

(3) その他（精神科および看護，ソーシャル・ワーク領域のもの）
神田橋條治 1994：『追補 精神科診断面接のコツ』岩崎学術出版社．
笠原嘉 2007：『精神科における予診・初診・初期治療』星和書店．
*
細川順子 2005：『臨床看護面接―治癒力の共鳴をめざして』すぴか書房．
*
奥川幸子 1997：『未知との遭遇―癒しとしての面接』三輪書店．

■著者紹介
Maguire, Peter（ピーター・マグワイア）
　1939生まれ．精神科医．専門は精神腫瘍学．
　ケンブリッジ大学キーズ・コレッジ（Caius College），ロンドン大学セント・メリー病院医学校（St Mary's Hospital Medical School）で医学を修め，南マンチェスター大学病院（University Hospital of South Manchester），ウィズィントン（Withington）病院を経て，1988年よりクリスティー（Christie）病院癌研究部門心理医学グループ（Cancer Research Campaign Psychological Medicine Group）の部長兼精神腫瘍学教授．2005年にジョージ・エンゲル賞，2006年にアーサー・サリバン賞を受賞．同2006年に白血病にて死去．著書として本書以外に2冊の共編著がある（訳注参照）．

■訳者紹介
若林佳史（わかばやし　よしふみ）
　1954年，富山県生まれ．東京大学卒業，東京都立大学大学院単位取得退学．現在，大妻女子大学社会情報学部教授．専門は心理学．著書に『災害の心理学とその周辺―北海道南西沖地震の被災地へのコミュニティ・アプローチ』（多賀出版，2003；第8回日本社会心理学会・島田賞受賞），訳書に『災害の人類学』（明石書店，2006），造形作品（共作）に『昭和30年代初めの国立療養所栗生楽泉園』（同園入園者自治会蔵，2007）がある．

医師のためのコミュニケーション技術
2009年6月29日　初版第1刷発行

著　　者　ピーター・マグワイア
訳　　者　若　林　佳　史
発 行 者　石　澤　雄　司
発 行 所　㈱星　和　書　店
　　　　　〒168-0074　東京都杉並区上高井戸1-2-5
　　　　　電話　03（3329）0031（営業）／（3329）0033（編集部）
　　　　　FAX　03（5374）7186
　　　　　http://www.seiwa-pb.co.jp

© 2009　星和書店　　　Printed in Japan　　　ISBN978-4-7911-0710-0

ターミナルケアにおける コミュニケーション 死にゆく人々・その家族とのかかわり	J.ルートン 著 浅賀、柿川、宮本 訳	四六判 224p 1,990円
医療コミュニケーション入門 コミュニケーション・スキル・トレーニング	町田いづみ、 保坂隆 著	四六判 196p 1,800円
服薬援助のための 医療コミュニケーション スキル・アップ	町田いづみ 著	A5判 240p 2,300円
適切な診療録： 精神科・心理療法編	M.E.Moline、他著 斎藤朱実、他訳	A5判 192p 2,800円
医学モデルを超えて 医療へのメッセージ	E.G.ミシュラー 著 尾崎、三宅、丸井 訳	四六判 480p 3,800円

発行：星和書店　　http://www.seiwa-pb.co.jp　　価格は本体(税別)です

神経内科 クルズス診療科 (1)	作田学 著	四六判 320p 1,900円
心療内科 クルズス診療科 (2)	久保木、熊野、 佐々木 編	四六判 360p 1,900円
麻酔科 クルズス診療科 (3)	小川節郎 編	四六判 396p 1,900円
基礎医学 クルズス診療科 (4)	赤川公朗 編	四六判 384p 2,500円
スタールのヴィジュアル薬理学 **抗精神病薬の精神薬理**	S. M. Stahl 著 田島治、林建郎 訳	A5判 160p 2,600円

発行：星和書店　http://www.seiwa-pb.co.jp　価格は本体（税別）です

精神科における 予診・初診・初期治療	笠原嘉 著	四六判 180p 2,000円
精神科症例報告の 上手な書きかた	仙波純一 著	四六判 152p 1,800円
精神科臨床を 始める人のために 精神科臨床診断の方法	中安信夫 著	四六判 80p 1,900円
すぐ引ける、すぐわかる 精神医学最新ガイド	R.W.ロゥキマ 著 勝田吉彰、 吉田美樹 訳	四六判 596p 2,700円
緩和医療における 精神医学ハンドブック	Chochinov、他編 内富庸介 監訳	B5判 484p 6,800円

発行：星和書店　http://www.seiwa-pb.co.jp　価格は本体(税別)です

暴力を治療する
精神保健における
リスク・マネージメント・ガイド

アンソニー・メイデン 著
吉川和男 訳

A5判
320p
3,600円

新版 脳波の旅への誘い
楽しく学べる
わかりやすい脳波入門　第2版

市川忠彦 著

四六判
260p
2,800円

脳と心的世界
主観的経験のニューロサイエンスへの招待

M.ソームズ、
O.ターンブル 著
平尾和之 訳

四六判
528p
3,800円

不安とうつの
脳と心のメカニズム
感情と認知のニューロサイエンス

Dan J.Stein 著
田島治、
荒井まゆみ 訳

四六判
180p
2,800円

セロトニンと
神経細胞・脳・薬物
セロトニンを理解し、新薬の可能性を探る

鈴木映二 著

A5判
264p
2,200円

発行：星和書店　http://www.seiwa-pb.co.jp　価格は本体（税別）です

障害の思想
共存の哲学は可能か

武井満 著

四六判
256p
2,670円

ロンドン こころの臨床ツアー

丹野義彦 著

四六判
224p
1,600円

精神科医のための インターネット利用ガイド

仙波純一、
小原圭司 編著

B5判
52p
1,900円

〈DVD版〉 私らしさよ、こんにちは
5日間の新しい集団認知行動療法ワークブック

中島美鈴

DVD1枚
1時間54分
［テキスト付］
B5判 68p
5,800円

※テキストのみ追加で必要な方は、別売りのテキスト（B5判 68p）800円をお求めください。

こころの治療薬ハンドブック 第5版
向精神薬の錠剤のカラー写真が満載

山口、酒井、
宮本、吉尾 編

四六判
288p
2,600円

発行：星和書店　http://www.seiwa-pb.co.jp　価格は本体（税別）です